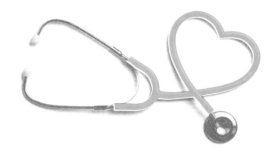

主编 / 沈芳荣

妇科主任医师

门诊问答

精选60则

苏州大学出版社
Soochow University Press

图书在版编目(CIP)数据

妇科主任医师门诊问答精选 60 则 / 沈芳荣主编. --
苏州：苏州大学出版社,2024.3
ISBN 978 - 7 - 5672 - 4754 - 3

Ⅰ. ①妇… Ⅱ. ①沈… Ⅲ. ①妇科病−诊疗−问题解
答 Ⅳ. ①R711-44

中国国家版本馆 CIP 数据核字(2024)第 052640 号

书　　名：妇科主任医师门诊问答精选 60 则
　　　　　FUKE ZHUREN YISHI MENZHEN WENDA JINGXUAN 60 ZE
主　　编：沈芳荣
责任编辑：赵晓嬿
装帧设计：吴　钰
出版发行：苏州大学出版社(Soochow University Press)
社　　址：苏州市十梓街 1 号　邮编：215006
印　　装：常熟市华顺印刷有限公司
网　　址：http://www.sudapress.com
邮购热线：0512−67480030
销售热线：0512−67481020

开　　本：700 mm×1 000 mm　1/16　印张：10.50　字数：144 千
版　　次：2024 年 3 月第 1 版
印　　次：2024 年 3 月第 1 次印刷
书　　号：ISBN 978 - 7 - 5672 - 4754 - 3
定　　价：45.00 元

若发现印装错误，请与本社联系调换。
服务热线：0512−67481020
苏州大学出版社邮箱　sdcbs@ suda. edu. cn

序

　　我为书写序为数不多，很高兴此次受我学生沈芳荣博士所托，为他的医学科普书写上几句。

　　沈博士的医学知识底蕴非常深厚，写此书的目的在于帮助大家提高对女性疾病的风险预防意识。我对书中的很多案例也非常感兴趣。

　　女性是社会的半边天，女性健康不仅关系女性自身的福祉，还对家庭、社会乃至整个国家的发展都具有深远影响，因此维护女性的健康与幸福是全社会共同的责任。

　　《黄帝内经》曰："上工治未病。"疾病早期若能得到积极治疗，效果尤甚。因此本书的重点以预防疾病为主，涵盖了女性从青春期到更年期各个阶段可能面临的问题和应注意的事项，旨在为广大女性提供一个全面、实用的健康指南。本书结合生活中的实例，尽可能采用通俗易懂的语言，通过医患对话这种最常见的表达方式，将女性常见疾病的预防与治疗、健康生活建议与指导等知识全面呈现给大家，让大家进一步了解常见妇科疾病及其预防手段和治疗方法，从而提高自我保健意识。

　　希望这本书能够成为女性朋友们贴心的健康顾问，帮助其树立科学的健康理念，掌握一些实用的医学技能，从而在面对妇科问题时不再迷茫和恐惧，能更好地呵护自己的健康。同时，我们也希望通过这本书，呼吁全社会共同关注女性健康，全面提升女性的健康水平。

当然，医学科普并非万能，当身体出现不适时，一定要及时就医，在专业医生指导下科学治疗。

　　最后，此书能成功出版，要感谢各位专家、学者和广大医务人员对本书的关心与支持。同时还要感谢读者选择这本书，愿它能成为您健康路上的良伴，给您的生活带来阳光与活力！

2024 年 3 月

妇科疾病是指影响女性生殖系统健康的各种疾病，在女性生活中较常见。妇科疾病不但影响女性身心健康，也影响女性生活质量，因此全面了解和防治妇科疾病对女性健康非常重要，需要每位女性用科学的视角去正视。

为帮助大众更广泛地了解妇科医学知识，从 2021 年 6 月开始，我在抖音平台注册了"苏州妇产科沈博士"视频账号，以平均每天 1 条科普视频的频率更新，至今已发布了 1 000 多条，粉丝近 90 万人，点赞数近 600 万次。2024 年年初，在江苏省科协举办的"典赞·2023 科普江苏"评选活动中，视频号获评江苏省"年度十大科普自媒体"称号。

妇科疾病多发，但女性朋友普遍缺乏医学知识，对妇科疾病往往一知半解，常因此引发不必要的焦虑，或错过最佳治疗期。为帮助女性更全面地了解自身健康，本书从"苏州妇产科沈博士"抖音号中精选数十条视频，结合多年临床实践汇编成书。全书分为子宫肌瘤篇、宫颈疾病篇、卵巢肿瘤篇、子宫异常出血篇等十大类，不仅有常见妇科疾病的治疗，还包括妇科内镜检查及手术、备孕法宝和妇女保健知识等，女性常见的一些妇科问题都可以在书中找到答案。本书各知识点采用门诊常见的一问一答形式呈现，每个问答后配有二维码，扫描后可观看相关视频，读者在获得趣味性的同时也获得了相应的科普知识。

这是一本适合女性了解自身疾病的医学科普读物，

希望它能成为女性朋友的良师益友，也希望这本书能帮助女性详细了解妇科疾病知识，争取对疾病做到早预防、早发现、早治疗，早日摆脱疾病困扰，重获健康和美丽。

本书力求简明扼要，通俗易懂，但因妇科疾病复杂多样，本书内容难以尽数囊括，不到之处，敬请读者指正。

目　录

子宫肌瘤篇

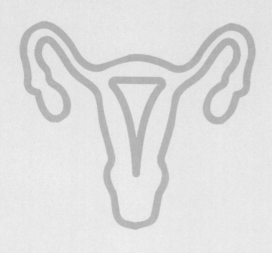

子宫肌瘤是肿瘤吗？

赵女士：医生，这是我今年的体检单，上面写我有"子宫肌瘤"。请问子宫肌瘤是肿瘤吗？

沈博士：请问您的年龄？最近的月经规律吗？月经量有什么变化？

赵女士：我今年30岁，以前我的月经还是比较规律的，1个月一次，一般5天就干净了，但近半年来虽然月经周期还算正常，但其中有三四次月经的时间增加了，需要1周才能结束，出血量也比以前多了一些，有时还有血块，小腹隐隐地胀痛。

沈博士：您的体检超声提示有一个直径40 mm左右的子宫占位，位置是在肌壁之间。子宫肌瘤是妇科比较常见的肿瘤，大部分都是良性的。刚刚给您做了一个妇科检查，也没有什么异常。

赵女士：那我需要手术吗？

沈博士：一般来说，子宫肌瘤如果明显增大或者出现严重的症状，我们才会考虑手术治疗干预。从您的症状描述以及B超检查结果来看，您的子宫肌瘤暂时不需要手术治疗，可以每隔3~6个月来医院复诊，做B超检查，观察您的肌瘤有没有增大，有没有增多，有没有出现长期的月经量增多甚至贫血，以及有没有排尿、排便障碍等症状。如果出现以上症状，再做进一步的治疗。

赵女士：好的，谢谢医生。

沈博士：不客气，注意定期复查。

小贴士 Tips

　　子宫肌瘤是女性生殖器最常见的良性肿瘤，由平滑肌及结缔组织组成，常见于30～50岁妇女。此病青春期前少见，绝经后子宫肌瘤可能随卵巢衰退而萎缩或消退。这提示该病可能与女性的雌激素和孕激素水平相关，也可能与人种及遗传易感性等相关。子宫肌瘤最常见的临床症状是月经改变，如月经量增多及经期延长，其他常见症状有白带增多，下腹有肿块、压迫症状等。

视频资源

2 子宫肌瘤会引起严重贫血吗？

孙女士：医生，我这几年每次来月经量都特别多，体检发现血色素①很低，是严重贫血。饮食上无论怎么补，血色素都是升了又降，这是怎么回事呢？

沈博士：您这样的情况多久啦？月经除了量多，有别的异常吗？有没有做过妇科 B 超？

孙女士：我也记不清多久了，月经还算规律，28 天来一次，偶尔提前或者延后两三天。但每次来月经，出血量特别多，有怎么也止不住的感觉，还有好多血块，有时月经滴滴答答不干净，持续十几天之久。上周月经干净后，来医院做 B 超，提示子宫内有个直径不到 20 mm 的小肌瘤。

沈博士：您可别看这个肌瘤不大，从 B 超结果考虑，您这个肌瘤位于黏膜下，位置比较特殊。这种黏膜下肌瘤常往子宫腔里长，长成小小的宫腔里的一个大大的异物，导致您的宫腔被撑大，影响子宫收缩。同时，子宫内膜面积也随之增大。月经血是由于子宫

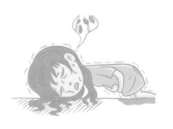

贫血

内膜剥脱出血，而您的月经时间增加，经量特别多，长期的经量增多自然会引起贫血。也就是说，您的严重贫血，是这个子宫肌瘤"捣的鬼"。

孙女士：医生，那我现在怎么办呢？

沈博士：对您来说，当下最有效的治疗方法是手术。我们必须完善术前检查。如果是长在宫腔里的黏膜下肌瘤，可以行宫腔镜手术；如果

子宫肌瘤篇

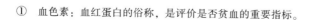

① 血色素：血红蛋白的俗称，是评价是否贫血的重要指标。

是肌层里的肌瘤，那我们就要考虑增加腹腔镜的联合手术了。

孙女士：好的，谢谢医生。

小贴士

子宫肌瘤可按肌瘤与子宫肌壁的关系分为三类：（1）肌壁间肌瘤，这是最常见的类型，占 60%～70%，是指肌瘤位于子宫肌壁之间，周围被子宫的肌层包围；（2）浆膜下肌瘤，指肌瘤向子宫浆膜面生长，肌瘤表面由子宫浆膜层覆盖，突出于子宫表面；（3）黏膜下肌瘤，指肌瘤向宫腔方向生长，易形成蒂，由子宫黏膜层覆盖，突出于子宫腔。

视频资源

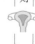

绝经后，子宫肌瘤还需要手术吗？

钱女士：医生您好，我今年 48 岁，我的体检 B 超一直提示有子宫肌瘤，之前拖着没有来医院看，现在想请您帮我看一看。

沈博士：好的，请把这几年做的妇科相关检查都给我看一看。您现在月经还规律吗？有没有滴滴答答不干净的情况？有没有痛经？大小便是否正常？

钱女士：医生，这是我这些年的 B 超单，一直提示有两个直径 20 mm 左右的子宫肌瘤。我以前月经是规律的，现在月经常常一个多月来一次，有的时候两三个月来一次，月经量也越来越少了。痛经倒是一直没有过。大小便正常。

沈博士：我看了一下您的这些体检单，肿瘤指标没有升高，肌瘤直径几年来一直都是 20 mm 左右，几乎没有增长，B 超也没有发现肌瘤数量增多，暂时不考虑恶性肿瘤。而且您既往的月经也是正常的，现在月经的变化考虑是因为近绝经期，不是肌瘤引起的。

钱女士：那我这个肌瘤怎么处理呢？我是要吃药还是要手术？

沈博士：您现在的情况，综合评估下来，可以保守治疗，继续观察就可以了。一般来说，子宫肌瘤随着绝经会缩小。不过有很小一部分人，绝经后子宫肌瘤还在继续长大，这说明肌瘤有可能在变，如果出现这种情况那就要注意了。

钱女士：好的好的，谢谢医生。

沈博士：不客气，记得定期随访。

小贴士

子宫肌瘤作为女性生殖器官肿瘤中最常见的一种良性肿瘤，好发于生育期。除一些细胞遗传学、分子生物学研究外，有临床研究提示子宫肌瘤的形成可能与肌瘤局部组织对雌激素的高敏感性有关，孕激素也有促进肌瘤细胞有丝分裂和生长的作用，即肌瘤的发生可能与女性激素相关。女性绝经后，激素水平下降，肌瘤有可能萎缩或消退，肌瘤导致的相关症状也随之消失。因此，近绝经期无临床症状者，肌瘤一般不需要治疗。

视频资源

子宫肌瘤变性就是变成癌症了吗？

周女士：医生，我患子宫肌瘤六年多了，平时也没有不舒服，这次复查 B 超提示肌瘤变性。不都说子宫肌瘤是良性肿瘤吗，怎么还会变性？是变成癌症的意思吗？

沈博士：子宫肌瘤变性不等于恶变。子宫肌瘤在大部分情况下，属于激素依赖性肿瘤，常会在雌激素和孕激素的作用下持续生长，在生长的过程中会因为血供变化或细胞分化等因素而发生变性。大部分的肌瘤变性还是良性的。

周女士：那我这个肌瘤变性是良性的还是恶性的？

沈博士：您的这个肌瘤，前两年从 40 mm 增长到 50 mm，今年一下子又增长了 30 mm，现在已经非常大了。肌瘤近期的增长速度还是比较快的，我建议您做个增强核磁检查，通过核磁再次评估一下肌瘤是否变性。

周女士：好的，我这就预约核磁检查。那我这种情况可以不手术继续观察吗？

沈博士：虽然通常情况下，子宫肌瘤的癌变概率是比较小的，但是如果在每年的随访过程中，发现肌瘤增长很快，或者检查提示血流信号丰富，即使没有月经改变的症状，也还是需要处理的。根据您这一次的增强核磁检查结果，我们会建议是否手术。

周女士：那我手术后还会再长肌瘤吗？还会再变性吗？

沈博士：首先，我们要根据生育功能是否保留以及肌瘤性质选择手术方式。如果选择肌瘤切除术，一是手术有残留可能，二是从理论上来说，只要子宫存在，卵巢还有功能，都存在复发的可能。如果不要求保留生育功能或疑有恶变可能，那么可行子宫切除术。具体还是要等相关检查结果及手术病理结果出来后再进行分析。

周女士：我懂了，谢谢医生。

沈博士：不客气，记得检查报告出来后及时回诊。

小贴士

肌瘤变性是指肌瘤失去原有的典型结构，子宫肌瘤常见的变性类型有：（1）玻璃样变，最常见的肌瘤变性类型，肌瘤剖面的漩涡状结构由均匀的透明样物质取代；（2）囊性变，由肌瘤玻璃样变继续发展而来，肌细胞坏死液化，肌瘤内出现大小不等的囊腔；（3）红色变性，多见于妊娠期或产褥期，是特殊类型的坏死；（4）肉瘤样变，较少见，但属于肌瘤恶变；（5）钙化，多见于浆膜下肌瘤及绝经后妇女的肌瘤。

视频资源

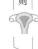

5 子宫肌瘤会自行"消失"吗？

周女士：医生，我听病友说子宫肌瘤是会自行消失的。这是真的吗？

沈博士：这个说法肯定是不准确的。大部分女性绝经后子宫肌瘤有可能会缩小，但是也有绝经后子宫肌瘤缓慢增大甚至出现变性的情况。所谓子宫肌瘤的"消失"，是指女性从更年期过渡到真正绝经后，卵巢功能慢慢衰竭，卵巢分泌的性激素水平大幅下降，部分受性激素影响的子宫肌瘤随着激素的减少而萎缩，萎缩到了连 B 超等检查都无法探及的程度，让人误认为肌瘤自行"消失"了。

周女士：那既然绝经后肌瘤也不会消失，我这子宫肌瘤可怎么办呀？

沈博士：通常情况下，我们会结合患者的年龄、症状、既往史等判断是否合并高危因素，同时结合影像学包括超声、核磁等检查报告进行一个综合的评估。一般来说，没有病变症状的小肌瘤都可以选择不治疗，随访即可。尤其是快要绝经的妇女，如果没有症状，那么即使肌瘤略偏大，也可以评估后再考虑是否需要手术。您的 B 超检查报告描述，肌瘤直径是 30 mm，边界清晰，内部回声均匀，血供不丰富，这样的肌瘤目前不考虑变性或者恶变，您继续定期随访就可以了。

子宫肌瘤篇

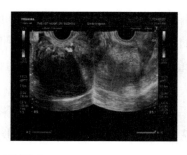 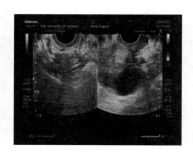

图像所见：

经阴道探查：子宫大小69×85×77，内膜全层厚12，子宫前位，内膜回声不均。于子宫体前壁可见一个低回声，部分外突，大小约56×50×59，于子宫体后壁可见一个低回声，大小约17×15×19，于子宫体右侧壁可见一个低回声，直径约7，形状呈类圆形，内部回声分布欠均匀，边缘可见包膜回声，后方回声无明显衰减，CDFI示其周边血流呈点状，余宫体回声不均。于宫颈前、后壁可见数个液性暗区，其中一处大小约8×7，壁薄，光滑，后方回声增强。

右侧卵巢大小21×10×19，左侧附件区可见一个无回声区，形态尚规则，壁薄，光滑，后方回声增强，大小约33×26×32，其内见絮状回声，内未探及彩色血流信号。

盆腔探查见肠腔气体回声，未见明显游离液性暗区。

超声提示：

子宫内膜回声不均。
多发性子宫肌瘤。
宫颈腺体囊肿。
左侧附件区囊肿（拟O-RADS 2类）。
盆腔未见明显游离液性暗区。

超声诊断报告

无症状肌瘤一般不需要治疗，特别是近绝经期妇女。绝经后肌瘤多可萎缩，症状也会消失。每3~6个月随访一次，若出现临床症状可考虑进一步治疗。子宫肌瘤的手术适应证有：（1）因肌瘤导致月经过多，致继发贫血；（2）严重腹痛、性交痛或慢性腹痛，有带肌瘤扭转引起的急性腹痛；（3）肌瘤体积大压迫膀胱、直肠等引起相关症状；（4）因肌瘤造成不孕或反复流产；（5）疑有肉瘤样变。手术方式可选择开腹、腹腔镜或阴式手术。

子宫肌瘤篇

子宫肌瘤剥除手术后会不会复发？

吴女士：医生，我六年前做过子宫肌瘤剥除手术，术后每年都复查，这两年 B 超又查出了子宫肌瘤，这是怎么回事？

沈博士：根据您去年和今年的 B 超，发现您确实有个直径近 20 mm 的肌瘤。您当时手术前的子宫肌瘤有多大？术后的病理报告还在吗？

吴女士：我记不太清楚了，好像是好几个直径加起来 70~80 mm 的肌瘤。病理报告是良性的。

沈博士：那您现在的月经情况怎么样？

吴女士：现在月经是规律的，每个月都来，经期大概五六天，量不多，也没有痛经。

沈博士：根据您的病史和 B 超，这是子宫肌瘤复发。

吴女士：那又要做手术了吗？

沈博士：先不要着急。子宫肌瘤在剥除手术后复发是比较常见的现象。至于复发原因，目前还没有具体的机制可以解释。理论上，只要您的子宫还在，卵巢还有功能，都有复发的可能。有临床研究表明，复发可能与子宫肌瘤个数、大小、病理类型等相关。目前，您的子宫肌瘤属单发性，直径不大，没有出现明显的临床症状，可以选择继续观察。但是，假如出现月经周期、月经量改变，或者 B 超提示肌瘤迅速增大等情况，那就需要及时来医院评估是否需要手术了。

吴女士：医生，有什么办法能预防子宫肌瘤手术后的复发吗？

沈博士：首先，定期随访是非常必要的，早发现、早治疗，针对一些高风险复发人群，可以选择性地使用药物治疗子宫肌瘤。另外，在生活方面，应当注意避免摄入含有雌激素和孕激素的食物，同时控制体重。

子宫肌瘤是妇科常见病之一，很多年轻的子宫肌瘤患者为保留生育功能，选择子宫肌瘤剥除术治疗，术后子宫肌瘤复发较为常见，但复发机制不明。目前尚无明确统一的复发定义，2017 年《子宫肌瘤的诊治中国专家共识》建议：术后 3 个月复查盆腔超声，若发现肌瘤，考虑为肌瘤残留；若此后检查出肌瘤，则考虑为复发。研究表明复发可能与年龄、体重指数（BMI）、肌瘤类型等相关。大部分子宫肌瘤的复发发生在术后的第 2~4 年，复发子宫肌瘤的处理原则与原发子宫肌瘤相同。

视频资源

宫颈疾病篇

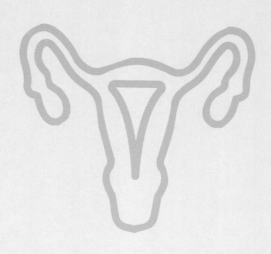

感染了 HPV 会发生癌变吗？

温女士：我在三年前体检时发现感染了 HPV（人乳头瘤病毒），当时医生和我说没有关系，随访就可以了，但是今年复查时医生说我有病变。病变就是癌变吗？

沈博士：过去三年检查显示您一直感染的是 HPV 58 型。前两年的细胞学检查是阴性的，阴道镜病理报告提示慢性炎症。今年细胞学检查虽然还是阴性，但阴道镜病理报告提示宫颈低级别病变，相当于 CIN（子宫颈上皮内瘤变）Ⅰ级。因感染 HPV 而发生的子宫颈上皮病变，全称是"子宫颈低级别鳞状上皮内病变"，英文为 LSIL。这种病变属癌前病变，但还不能因此认为就是宫颈癌。有研究报道称，60%的 LSIL 会自然消退。不过考虑您持续感染的 HPV 58 型属于高危型 HPV，而且病情正在进展，即宫颈上皮细胞中出现了病变，我建议做一些相关的治疗。根据您目前的检查结果来看，可以考虑做冷冻、激光、光动力等物理治疗，不过具体的选择还是需要根据个体的不同情况来考虑。

宫颈疾病篇

子宫颈低级别鳞状上皮内病变（LSIL）是感染人乳头瘤病毒（HPV）后子宫颈鳞状上皮内发生的一种形态学改变，相当于子宫颈上皮内瘤变（CIN）分级中的 CIN Ⅰ。LSIL 中 60% 的病变可能在一年左右自然消退，30% 的病变持续存在，10% 的病变可能在两年内进展为子宫颈高级别鳞状上皮内病变（HSIL），其进展风险与 HPV 类型高度相关，尤其是 HPV 高危型。

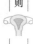

妇科主任医师门诊问答精选60则

宫颈糜烂需要治疗吗？

郑女士：医生，老家的医生说我有宫颈糜烂，还说要是治不好可能会变成癌症。用药治疗很久了，一直没见好，我想来您这儿再查查。

沈博士：根据您的妇科检查结果，阴道黏膜是正常的，分泌物量和性状也正常，只是宫颈有Ⅰ度柱状上皮异位，阴道分泌物送检的结果提示没有炎症。

郑女士：什么叫异位？我怎么又有别的宫颈问题了？

沈博士：您的情况应该属于宫颈糜烂样的改变，临床上称"宫颈柱状上皮异位"。大部分宫颈柱状上皮异位不是病理性改变，而是正常的生理现象，随着女性激素水平的变化，宫颈处的柱状上皮长到了我们肉眼可见的地方。柱状上皮看起来是红红的颗粒状，就像发生了糜烂，所以过去我们经常称其为"宫颈糜烂"。但是，现在临床研究发现这并不是真正的糜烂，只能算是一种对宫颈外观的描述，它并不是一种疾病。在排除宫颈炎症和病变的情况下，它并不需要特殊的治疗。有时过度医疗反而会破坏正常的阴道微生态，从而影响身体健康。但是，如果出现阴道分泌物有异味、瘙痒等不适症状，或是有异常的阴道出血，那便不能忽略，需要来医院进行检查，才好对症下药。

　　宫颈处存在着两种细胞：近子宫方向的柱状上皮细胞和近阴道方向的鳞状上皮细胞。这两种细胞交界的部位称为"鳞柱交界部"，又叫"子宫颈转化区"。青春期后，在性激素的作用下，子宫颈管柱状上皮移至子宫颈阴道部，由于单层柱状上皮菲薄，其下间质透出呈红色，外观呈细颗粒状的红色区，称为"柱状上皮异位"。过去因人肉眼观察此状况似糜烂，故其常被称为"宫颈糜烂"，实际上并非真性糜烂，多数还是属于一种生理改变。

同房出血会是什么病呢？

王女士：医生，我这两个月夫妻生活之后，时不时阴道就有少量出血，我想来查一查。

沈博士：您这样的情况，我们一是要考虑是否有宫颈病变，比如急慢性子宫颈炎症、宫颈的癌前病变，甚至宫颈恶性肿瘤等；二是要考虑子宫是否有异常，比如子宫内膜的病变、子宫肌瘤等。我建议您选择合适的时间去完善妇科检查、阴道分泌物检查、宫颈筛查和妇科 B 超检查，排除一下上述的病因。门诊中的很多早期宫颈病变，都是性生活活跃期的妇女由于同房出血来就诊发现的。

王女士：好的，医生。

沈博士：根据这次的检查报告，您的白带检查和 B 超检查都是正常的，但是宫颈筛查发现了问题。您这几次的出血大概率是宫颈问题导致的。宫颈筛查提示您感染了人乳头瘤病毒，也就是我们常说的 HPV。HPV 感染是目前宫颈癌的主要病因，检查显示您感染了 HPV 52 型，属于高危型 HPV，并且您的 TCT（薄层液基细胞学检查）报告结果是 ASC-US，也就是无明确诊断意义的不典型鳞状细胞改变，提示宫颈上皮细胞可能出现了异常。结合您的 HPV 及 TCT 报告结果，我建议进一步行阴道镜检查，目的是观察宫颈处的病变，选择可疑的部分行组织的活检，以明确是否有病变以及病变的程度。

宫颈疾病篇

　　宫颈恶性肿瘤早期的临床症状多为接触性出血导致的阴道流血，一般发生在性生活后或妇科检查后，出血量的多少受病灶大小、侵及间质内血管情况等变化，晚期会因肿瘤侵蚀大血管而引起大出血。年轻患者也可表现为经期延长、经量增多，老年患者常以绝经后出现不规则阴道流血就诊。宫颈恶性肿瘤的外生型癌出血一般较早、量多，内生型癌出血则较晚。除了阴道流血外，多数宫颈恶性肿瘤还有阴道排液增多的症状，早期可为稀薄的白色或血性白带，有腥臭味；晚期可有大量淘水样或脓性恶臭白带。

10 宫颈癌筛查是什么？

冯女士：医生您好，我最近经常在网络上看到宫颈癌筛查，我想来了解一下。

沈博士：宫颈癌筛查，一般是指 HPV 检查以及 TCT 检查。HPV 检查，是看我们是否感染了 HPV，感染的是哪些类型的 HPV，属于高危型还是低危型。TCT 检查，主要是观察宫颈上皮细胞是否有异常，来发现宫颈癌前病变、微生物感染等，TCT 对宫颈癌细胞的检出率能达到 90% 以上。

冯女士：那什么样的人需要做宫颈筛查？

沈博士：临床上一般在综合考虑筛查对象的年龄和病史后来安排筛查。已婚或是有过性生活的女性，宫颈癌的初筛检测建议从 25~30 岁开始。30~65 岁的女性，若 TCT 检查为阴性，可每 3 年筛查 1 次；或是 TCT+HPV 联合筛查阴性时，每 5 年筛查 1 次。65 岁以上女性，若过去 20 年有完善的宫颈癌筛查阴性结果并且无宫颈病变病史，可以终止筛查。

冯女士：做宫颈癌筛查前需要注意些什么？

沈博士：宫颈癌筛查时间在月经干净后 3~7 天比较合适，筛查前 3 天避免性生活，筛查前 1 天避免盆浴、阴道冲洗以及阴道用药。若有阴道炎症，建议治愈后再行宫颈癌筛查。

冯女士：宫颈癌筛查的检查流程是什么样的？

沈博士：宫颈癌筛查和做常规的妇科检查一样，需要排空膀胱后，以膀胱截石位躺于检查床上，检查医生手持窥阴器撑开患者的阴道进行全面视诊，使用特制的采样器，在宫颈外表面和宫颈管处取样后送检，一般先行 TCT 检查，后行 HPV 检查，有时可同时采样，总耗时非常短，不会带来不适。

宫颈疾病篇

小贴士 Tips

　　在人群中早期筛查和及时治疗宫颈病变，对于减少宫颈癌的发生具有重要的临床和社会意义。目前有多种宫颈癌筛查策略：宫颈细胞学初筛（一般为 TCT）、HPV 初筛、宫颈细胞学与 HPV 联合筛查等。有性生活的女性于 25~30 岁开始筛查。细胞学和高危型 HPV（HPV 16、18、31、33、35、39、45、51、52、56、58、59、68 型等 13 种）检查均为阴性者，发病风险很低，筛查间隔为 3~5 年；细胞学检查阴性而高危型 HPV 阳性者，发病风险增高，可于 1 年后复查；ASC-US 及以上且 HPV 阳性，或细胞学检查 LSIL 及以上，或 HPV 16/18 阳性者转诊阴道镜。

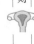

视频资源

如何解读 TCT 报告？

陈女士：医生您好，这是我的宫颈检查报告，请您帮我看看有没有什么问题？

沈博士：好的，您的 HPV 与 TCT 检查结果都是阴性的，正常，没问题。

陈女士：医生，麻烦您具体说说怎么看这个 TCT 报告？

沈博士：好的。当我们拿到宫颈检查报告时，其中一份就是宫颈的细胞学检查结果，目前常做的是宫颈薄层液基细胞学检查，也就是我们耳熟能详的 TCT。TCT 常见的报告形式有以下几种：第一种是"未见上皮内病变及恶性病变（NILM）"，那就是指此次检查采样没有发现宫颈细胞有恶变。第二种是"不典型鳞状细胞（ASC）"，包括"无明确诊断意义的不典型鳞状细胞（ASC–US）"和"不能排除高级别鳞状上皮内病变的不典型鳞状细胞（ASC–H）"。这时候我们就需要结合 HPV 检查来看：如果 HPV 阴性，那可以后期复查；如果提示 HPV 感染，那就建议进一步做阴道镜下定位活组织检查，根据阴道镜活检结果决定下一步诊疗方案。第三种是"低级别鳞状上皮内病变（LSIL）"，是指宫颈上皮出现了病变，但是没有到恶性的地步，有研究表明，60% 的 LSIL 会自然消退，但须结合既往病史和阴道镜检查，选择观察随访或是治疗。第四种是"高级别鳞状上皮内病变（HSIL）"，属于癌前病变的一种，需要治疗。第五种是"鳞状细胞癌"，要在组织学确诊后综合考虑个体化的治疗方案。此外，还有腺上皮改变，包括不典型腺上皮细胞（AGC）、腺原位癌（AIS）和腺癌等，比较少见。

陈女士：报告单上还写了很多"炎症"之类的字样，是什么意思呢？

沈博士：如果 TCT 结论里提及炎症或是病原体感染，那还是属于"未见上皮内病变及恶性病变"，需要对症治疗后复查。

苏州大学附属第一医院
薄层液基细胞检测TBS报告

标本名称: 宫颈

标本满意度: 满意

                  细胞量：>5000

                  移行区细胞：有

镜下图:

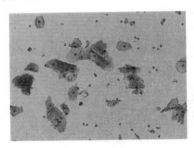

TBS诊断: 未见上皮内病变及恶性病变（NILM）

TCT 报告

 小贴士 Tips

妇科主任医师门诊问答精选60则

    TCT 即薄层液基细胞学检查，是宫颈癌筛查的主要方法，也是诊断的常用步骤，检查时一般在子宫颈转化区取材，行染色和镜检。细胞学的描述性诊断报告主要包括以下内容：（1）未见上皮内病变细胞和恶性细胞，指包含滴虫、假丝酵母菌、细菌、衣原体、疱疹病毒等在内的病原体，以及非瘤样改变，如反应性细胞改变、子宫切除术后有腺细胞和卵巢萎缩；（2）上皮细胞异常，分为鳞状上皮细胞异常、腺上皮改变和其他二线肿瘤。与高危 HPV 检测相比，细胞学检查敏感度低，但特异度高。建议 25 岁以上有性生活的妇女开始定期接受宫颈细胞学检查，并结合 HPV 检测定期复查。

宫颈疾病篇

何时需要做阴道镜检查？

蒋女士：医生，单位体检发现我 HPV 16 为阳性，体检医生打电话来让我到医院做进一步的检查。需要做什么检查呢？

沈博士：HPV 16 为阳性属于高危型 HPV 感染，建议您做个阴道镜检查来进一步评估。

蒋女士：阴道镜是什么？一般在什么情况下需要做阴道镜检查？

沈博士：阴道镜检查是宫颈癌常规筛查诊断程序中的一环，以宫颈细胞学检查和（或）HPV 检测作为初筛，初筛若发现有异常，包括细胞学 ASC-US 伴 HPV 检测阳性、细胞学 LSIL 及以上、HPV 16/18 阳性，或是有临床可疑病史等，建议进行阴道镜检查，在阴道镜下观察宫颈表面构型、边界形态、颜色、血管和碘反应等几个征象，寻找宫颈可疑异常病灶，定位进行活体组织取样送病理诊断。您虽然宫颈细胞学检查为阴性，但是 HPV 16 为阳性，这类高危型的 HPV 感染与宫颈癌密切相关，所以还是建议您做一个阴道镜检查，筛查一下是否有宫颈癌前病变或是恶变。

蒋女士：做阴道镜检查痛吗？需要住院吗？

沈博士：阴道镜检查属于无创性检查，一般在门诊即可完成，检查时间通常不超过 30 分钟，检查过程中使用的试剂以及活检操作可能会带来轻度的不适感，不过大多在可耐受的程度内。阴道镜检查前的准备与宫颈癌筛查类似，若是生殖道萎缩严重者，建议在医生指导下局部使用雌激素后再行阴道镜检查效果更佳。

蒋女士：做完阴道镜检查后，需要注意些什么？

沈博士：阴道镜检查取样活检后要避免剧烈运动。为预防出血，医生常常会在阴道填塞一团纱球压迫止血，可在 24 小时内取出。若活检后出血增多，需要及时到医院就诊。检查后 2 周内避免盆浴及同房。等阴道镜报告及活检的病理报告出来后，再制订下一步诊疗方案。

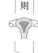

小贴士 Tips

  "三阶梯"程序是筛查、诊治和管理宫颈癌前期病变的基本原则与标准的诊疗程序，包括宫颈细胞学检查和（或）HPV 检测、阴道镜检查及子宫颈活组织检查。若患者宫颈细胞学检查结果显示异常，就意味着其可能发生了癌前病变或属于宫颈癌的高危人群，下一步应当选择阴道镜检查评估。阴道镜检查可通过图像放大，更清晰地显示子宫颈表皮上的血管和微小病灶的结构形态，并通过醋酸白色上皮、碘反应来观察宫颈局部异常，在疑似病变部位取活检标本行组织病理检查，提高了诊断阳性率和准确率，在宫颈上皮内瘤变和早期宫颈癌诊断中发挥重要作用。

视频资源

宫颈病变还分高与低吗？

蒋女士：我的妇科报告单写有"宫颈高级别病变"。宫颈病变还分高与低吗？

沈博士：是的。报告单上的病变是指宫颈鳞状上皮内病变，分低级别鳞状上皮内病变（LSIL）和高级别鳞状上皮内病变（HSIL）。HSIL 主要由高危型 HPV 感染引起，宫颈细胞有明显的异型性。虽然通常从高危型 HPV 感染自然进展到宫颈癌需要数十年的时间，宫颈病变也有自然消退的可能，但研究发现自然消退更多地发生于低级别病变的患者中，HSIL 的患者表现出更高程度的持续存在甚至进展为浸润癌的风险。

蒋女士：那我该怎么治疗呢？

沈博士：一般来说，如果阴道镜检查结果满意、病理诊断明确，可采用物理治疗或宫颈锥切术，即子宫颈切除性治疗，这是诊断和治疗宫颈高级别上皮内病变的重要方法。根据手术目的可分为诊断性锥切和治疗性锥切，切除范围一般包括病变在内的子宫颈外口、鳞柱交界部及子宫颈管内组织。我们平时所说的锥切术常指冷刀锥切术（CKC）和子宫颈环形电切术（LEEP）。CKC 的优点是切缘不受电热灼伤影响，病理诊断不受影响。LEEP 的优点是手术时间短、可行局部麻醉、出血少。除此之外，还可行物理治疗，但其适应证较严格，且无法获得组织标本，在明确病变性质方面受限。

蒋女士：如果我做完宫颈锥切术，病理都是阴性，是不是就不会得宫颈癌了？

沈博士：HSIL 的切除性治疗可以降低宫颈病变进展的风险，但是术后仍有病变持续、复发以及进展的可能，所以随访管理不可忽视。推荐在 HSIL 治疗后使用细胞学及 HPV 联合筛查进行随访，但是对于病变残

妇科主任医师门诊问答精选60则

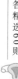

留的患者，以及有复发高风险的患者，如高龄女性、锥切标本切缘阳性、锥切后宫颈管搔刮阳性、锥切后细胞学或高危型 HPV 阳性者，应转诊阴道镜随访。

苏州大学附属第一医院
病理检查报告单

标本名称：宫颈，颈管

临床诊断：人乳头瘤病毒感染

肉眼所见：宫颈：灰白组织数块，合计最大径1.2 cm。
颈管：黏液样组织数块，合计最大径0.2 cm。

镜下所见：

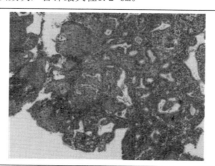

病理诊断：（宫颈活检）慢性炎伴CIN II-III级，累及腺体，见挖空细胞。
（宫颈管搔刮）慢性炎。

病理检查报告单

小贴士

　　宫颈细胞学检查通过对采样收集的宫颈阴道脱落细胞的形态结构进行观察，做出描述性诊断。其中，鳞状上皮内病变分为LSIL与HSIL两大类，LSIL与组织病理学的对应关系是HPV阴性和（或）CIN Ⅰ，HSIL包括CIN Ⅱ、CIN Ⅲ、中/重度鳞状上皮不典型增生以及原位癌。HSIL多为高危型HPV持续感染所致，多数HSIL需要进行手术治疗，包括病灶消融术及宫颈锥切术，其中宫颈锥切术常见的手术方式有子宫颈环形电切术（LEEP）、冷刀锥切术（CKC）、转化区大环形切除术（LLETZ）等。宫颈病变治疗的长期随访与管理至关重要。

有宫颈病变，是不是可以对子宫"一切了之"？

朱女士：医生，我有宫颈病变，是不是可以对子宫"一切了之"？

沈博士：这大可不必。宫颈病变的治疗是根据宫颈病变的程度不同，明确诊疗原则，从而进行规范化治疗的。同时，患者的情况有别，医生也会综合考虑患者的年龄、生育史、依从性等方面，进行个体化治疗。有些患者要求子宫切除，是综合考虑了各种因素

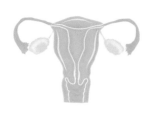

子宫及卵巢

后做出的决定，比如再次行锥切术困难、没有生育要求、多次宫颈锥切术后仍有病变残留、HPV 持续感染、有肿瘤家族史、依从性和随访条件差、心理负担重、有其他妇科手术指征等。临床上多数情况下，宫颈疾病的治疗不建议选择高于疾病本身级别的治疗方法，因为其会造成患者生理及心理上不可逆的负面结果，我们更应当关注的是长期的随访。

小贴士 Tips

近年来，随着女性保健意识的增强和医学诊断技术的提高，多数宫颈疾病能够得到及时发现和诊断，其治疗也应随之做到规范化和个体化，综合考虑疾病情况、患者情况及技术因素。宫颈疾病切忌过度诊断后过度治疗，一般来说，经宫颈锥切术确诊、年龄较大、无生育要求、合并有其他妇科良性疾病手术指征的 HSIL 可行筋膜外全子宫切除术。但全子宫切除术作为 CIN 的首选

宫颈疾病篇

治疗仍是不被接受的，有增加浸润癌治疗不足的风险，并且部分 CIN 患者通常年龄较轻，甚至尚未生育，直接选择子宫切除将造成无法挽回的严重损失。

视频资源

宫颈锥切怎么选？

尤女士：医生，我因为 HPV 感染，阴道镜检查报告是 CIN Ⅱ-Ⅲ级，接下来我该怎么办？

沈博士：我建议您可以做一次宫颈冷刀锥切术（CKC），就是将子宫颈管及子宫颈组织做锥形切除送活组织检查。冷刀锥切术可以切下足够深度的宫颈，提供原始状态的病理标本，样本质量高，对病理诊断的影响小，是经典传统的手术方式。

尤女士：这手术对身体伤害大吗？

沈博士：因为宫颈冷刀锥切术一般不选择局部麻醉，所以这个手术多数需要住院治疗，手术相关的风险是术中、术后易出血，可能发生宫颈粘连和宫颈机能不全。但是相比妇科其他手术，冷刀锥切术是操作相对简单、高效的一种诊断和治疗方法，术后恢复快，对生活和工作影响都不大，所以不必太焦虑。

尤女士：需要住院手术吗？

沈博士：根据您目前的活检报告来看，选择子宫颈环形电切术也是可以的，就是我们常说的"LEEP 刀"。相比冷刀锥切术，"LEEP 刀"操作更简便，手术时间短，出血少，并发症少，大部分门诊就能完成。术后也可以将组织送病理检查。不过"LEEP 刀"术后的标本由于切缘有电热效应会发生组织变性，一部分患者的组织切缘病理判断会受到影响。您可以综合考虑后选择具体的手术方式。

子宫颈切除性治疗是子宫颈癌前病变常见的治疗方法之一，根据手术方式可以分为冷刀锥切术（CKC）、子宫颈环形电切术（LEEP）等。其中，冷刀锥切根据手术目的可分为诊断性锥切和治疗性锥切。诊断性锥切的适应证有：CIN Ⅱ、CIN Ⅲ；子宫颈管搔刮术所得标本病理报告为异常或不能肯定；主要病灶位于子宫颈管内或超出阴道镜能检查到的范围；宫颈细胞学检查、阴道镜检查和活检三者不符合或不能解释其原因；怀疑宫颈腺鳞癌；怀疑或不能排除浸润癌等。治疗性锥切的适应证有：CIN Ⅰ、CIN Ⅱ和 CIN Ⅲ；子宫颈原位鳞癌；子宫颈原位腺癌等。

16 宫颈手术，术前和术后需要注意些什么？术后可以备孕生子吗？

张女士：医生，宫颈手术术前我需要做什么准备吗？

沈博士：手术时间最好选在月经干净后的第3~7天，在手术前应处理好宫颈炎症、阴道炎症、盆腔炎症等问题，减少术后出血及感染机会。若是选择住院静脉麻醉下手术，则要注意术前听讲宣教，遵医嘱禁饮禁食。需要注意的是，若为妊娠状态或产后12周内，应慎重选择手术。若有子宫异常出血情况，需要排查子宫内膜病变问题。

张女士：那术后需要注意些什么？

沈博士：手术当日最好有家属陪同，可以随身带好卫生巾以防下衣污染。手术后要保持外阴清洁，保持排便通畅，1个月内避免性生活、避免盆浴、劳累和剧烈运动。术后注意预防感染，观察阴道出血情况，若阴道分泌物为少量粉色分泌物，可继续观察；但若出血量超过月经量，应及时就医。术后最重要的还是遵医嘱复诊，这样医生可观察宫颈创面愈合情况，询问病理报告并安排后续治疗，行细胞学的随访评估。

张女士：听说宫颈手术会有并发症，这影响我术后备孕生子吗？

沈博士：宫颈锥切手术中，医生需要锥形切除部分宫颈组织，对妊娠的影响可能有宫颈狭窄甚至粘连，影响受孕；宫颈的完整性被破坏，发生宫颈功能不全，导致流产、早产、低出生体重儿等；术后宫颈黏膜缺失，宫颈的天然屏障受损，上行感染的风险增加，发生胎膜早破和羊膜腔感染等；宫颈瘢痕挛缩，影响组织弹性，阴道试产中出现产程进展异常或产道的撕裂伤、出血等。因为宫颈锥切术后宫颈创面愈合和功能恢复需要一定的时间，术后6~12个月再尝试受孕及妊娠可能会减少不良妊娠结局，孕前和孕期应监测宫颈管长度，分娩方式则主要取决于产科指征。

小贴士

子宫颈切除性治疗是诊断和治疗宫颈癌前期病变及早期浸润癌的重要方法，其术后的近期并发症有出血、感染和损伤。其中，出血最常见，主要对策是对症处理：纱布压迫、电凝、重新缝合或子宫动脉栓塞。远期并发症有宫颈狭窄、宫颈粘连、宫颈功能不全及宫颈子宫黏膜异位等，临床表现为月经潴留、痛经、闭经、宫腔积血积脓、继发不孕及不良妊娠结局等，可行宫颈扩张术或使用子宫颈管支架。对于妊娠妇女，应加强监护，监测宫颈管长度，必要时行宫颈环扎术。

视频资源

HPV 疫苗有很多种吗？适合什么人群？

曹女士：医生，HPV 疫苗有很多种吗？

沈博士：是的。HPV 疫苗是一种用于预防部分特定 HPV 亚型感染的疫苗，随着公众对预防保健意识的增强，疫苗接种的需求也持续增长。9~45 岁适龄女性均可接种二价、四价、九价 HPV 疫苗，二价疫苗预防16、18 亚型的 HPV，四价疫苗预防 6、11、16、18 亚型的 HPV，九价疫苗预防 6、11、16、18、31、33、45、52、58 亚型的 HPV。HPV 暴露高危人群，建议接种 HPV 疫苗。已感染 HPV 的人群也可接种 HPV 疫苗，以预防再发感染或未感染亚型 HPV 的侵害。男性因可携带 HPV，也可接种 HPV 疫苗。

曹女士：那我女儿可以打 HPV 疫苗吗？

沈博士：这需要根据您女儿的年龄来看。世界卫生组织推荐 9~14岁未发生性行为的低龄女性人群作为首要接种对象，越早接种 HPV 疫苗，预防效果越好，首次性行为之前完成 HPV 疫苗全程接种对预防HPV 感染及相关疾病的保护效果最佳。适龄女性建议尽早接种，45 岁以上女性超出疫苗适应证，建议通过定期筛查等方式来防治宫颈癌。但如果您女儿目前在备孕，或是正处于孕期、哺乳期，那么建议暂缓接种。

曹女士：在哪里可以接种 HPV 疫苗？

沈博士：目前，符合注射条件的女性可以去所在地区的社区卫生服务中心、预防保健中心、妇幼保健院等医疗机构预约接种 HPV 疫苗。接种前，最好经专业医生问诊再去预约接种。

曹女士：打了 HPV 疫苗是不是就不会得宫颈癌了？

沈博士：HPV 疫苗不是万能的，并不能覆盖所有的 HPV 亚型，且其保护也是有期限的，所以目前仍不能够替代宫颈癌筛查在宫颈癌防控中的地位。接种 HPV 疫苗后仍然需要定期进行宫颈癌筛查，才能够及时发现和治疗与 HPV 相关的疾病。

小贴士

HPV 感染是女性生殖道最常见的病毒感染，一般通过性生活传播，通常没有临床症状，但高危型 HPV 持续感染是妇女宫颈癌前病变和宫颈癌的主要危险因素，其危害不容小觑。目前，我国宫颈癌的防控主要以二级预防为主，有研究证明 HPV 感染导致的宫颈癌预防可提前到一级预防即接种疫苗，使用疫苗进行群体预防也是理想的预防宫颈癌的方法之一。目前，可接种的预防性 HPV 疫苗有二价、四价和九价三种，不同价数覆盖的 HPV 亚型不同，还有更多 HPV 疫苗处于研发中。但是由于相当一部分人还未能得到 HPV 疫苗的有效保护，宫颈癌前病变及宫颈癌的筛查、早诊断、早治疗仍是当下防治宫颈癌的重要手段。

视频资源

卵巢肿瘤篇

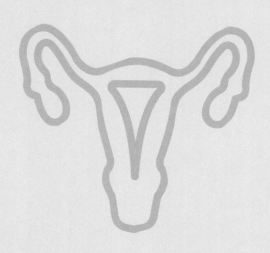

18　畸胎瘤是肿瘤吗？

盛女士：医生，我的体检医生告诉我卵巢上有个畸胎瘤，让我到上级医院进行进一步检查。

沈博士：好的。如果您现在月经刚结束，可先做个妇科超声复查一下，然后抽血看一下肿瘤指标高低。

盛女士：我月经刚结束。我能问一下为什么要做这些检查吗？畸胎瘤是肿瘤吗？

沈博士：畸胎瘤是一种常见的卵巢生殖细胞肿瘤，大部分畸胎瘤患者没有什么特殊的临床症状，很多都是像您这样在体检时发现的；也有部分患者可能因为肿瘤增大出现下腹坠胀等症状，或是肿瘤发生扭转、破裂后到医院检查时才被发现。所以，我们需要通过一些辅助检查来协助诊断。影像学检查常包含 B 超或者 CT，妇科 B 超更加方便快捷。成熟畸胎瘤在超声下的表现一般是囊实性包块，包块内有比例不等的液性成分和实体成分，有时还可见强光点或脂液分层；CT 下的成熟畸胎瘤表现为混杂密度肿块，有时可见其内含高密度影如钙化灶、牙齿或骨组织等，可以进一步协助诊断。至于抽血看肿瘤指标，是因为虽然畸胎瘤缺乏特异性血清学肿瘤标志物，但是其中糖类抗原 19-9（CA19-9）的血值水平可能与肿瘤大小等有关联。

盛女士：医生，我的 B 超复查做好了，报告还是考虑畸胎瘤。这肿瘤都有 6 cm 了，可我一点儿感觉也没有。

沈博士：根据报告来看，您的 CA19-9 也有轻度升高，建议尽早手术治疗并明确肿瘤性质。

盛女士：现在就要预约手术吗？是要把我的卵巢切除吗？

沈博士：考虑到您现在年轻，还有生育需求，我们要帮助您保留卵巢功能，手术方式首先考虑肿瘤剥除术。目前腹腔镜手术技术成熟，手术创伤小、术后恢复快、并发症少，您可以考虑一下。虽然畸胎瘤以良性居多，但还是有小概率会恶变，手术中我们会帮您把切下来的组织送快速冰冻病理检查，根据术中病理结果决定手术范围。

小贴士

卵巢成熟畸胎瘤是最常见的卵巢生殖细胞肿瘤之一，占所有卵巢肿瘤的 10%~20%、青春期前卵巢肿瘤的 90%、20 岁以下卵巢肿瘤的 60%，其肿瘤成分较为复杂，至少有两个胚层的成熟组织，内含毛发、骨骼、牙齿、头皮等结构。成熟畸胎瘤的任一胚层成分都有恶变可能，恶变率为 2%~4%，以鳞状细胞癌最为多见。大部分成熟畸胎瘤没有特征性的临床症状，发现后最主要的治疗方法是手术治疗，手术治疗决策按年龄分层管理，手术严格遵守无瘤防御原则，避免肿瘤内容物溢出，降低病灶种植和复发风险。

视频资源

视频资源

卵巢囊肿为什么要定期复查？

朱女士：医生，我三个月前体检发现有卵巢囊肿，当时的医生要求我要定期复查。我想问问复查主要查些什么？

沈博士：首先肯定是复查妇科 B 超，这是卵巢囊肿最常用的检查方式，一般在卵泡期进行。临床医生会根据超声报告中的描述，如卵巢囊肿的大小、成分、有无分隔、囊壁厚薄、质地是否规则、有无结节或乳头样结构、囊液性状以及囊肿内部和周围组织的血流情况来初步评估。若超声不典型，或是囊肿持续增大或有恶变倾向，可以进一步行增强 CT 或磁共振检查：增强 CT 可以协助鉴别原发肿瘤的部位、肿瘤性腹水、有无脏器转移及淋巴结肿大情况；磁共振检查有时还可鉴别特殊类型卵巢囊肿如畸胎瘤等。进行影像学检查的同时，还可结合血清肿瘤标志物检测来评估，目前临床上常用的肿瘤标志物有糖类抗原 125（CA125）、糖类抗原 19-9（CA19-9）、人类附睾蛋白、甲胎蛋白、人绒毛膜促性腺激素（hCG）以及性激素，不同的卵巢肿瘤有其相对特异的指标升高。

朱女士：医生，我的 B 超做好了，囊肿这次直径是 3 cm 左右，比上次查出来的 5 cm 要小。但是我怎么长了囊肿也没有感觉，平时也没有不舒服？

沈博士：这很常见，大多数的卵巢囊肿患者没有什么特殊症状，部分患者可能有不同程度的腹部不适、月经改变、绝经后异常子宫出血、腹胀等症状。当有卵巢囊肿病史的患者出现急性下腹痛时，考虑是伴发了囊肿破裂、囊内出血、囊肿蒂扭转等并发症。若是卵巢恶性肿瘤，一般伴有持续性腹胀、消瘦、腹痛、腰背痛、尿急、尿频或排便性状改变等症状。

朱女士：什么情况下需要手术呢？

沈博士：一般来说，初次发现或是无症状、考虑"良性"的卵巢囊肿，可在 8~12 周内随访复查，您这个卵巢囊肿有缩小的趋势，可以在

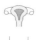

下次月经干净后继续复查 B 超。有研究指出，绝经前的无症状卵巢囊肿多属功能性，直径<10 cm 者可继续观察，囊肿常可自行消退。若随访后囊肿不消失或继续增大，可酌情手术。若是卵巢囊肿直径≥10 cm，还是推荐手术治疗。若考虑为非良性的卵巢肿瘤或是出现急腹症表现，应该尽早手术。需要注意的是，月经初潮前出现、绝经后出现的或增大的卵巢囊肿不应轻视，需要综合评估以防卵巢肿瘤的漏诊。

小贴士

> 　　卵巢是女性产生与排出卵子、分泌性激素的器官，在盆腔中位于女性子宫两侧，呈扁椭圆形，左右各一。生育期女性卵巢大小约为 4 cm×3 cm×1 cm，重 5~6 g。一般来说，每个月经周期卵巢内都有卵泡发育并排出一个优势卵泡，在此期间就可能会出现生理性的卵巢囊肿，比如滤泡囊肿、卵泡囊肿和黄体囊肿。生理性卵巢囊肿与月经周期密切相关，随访常可见囊肿缩小或消失。绝经后卵巢逐渐萎缩、变小变硬。卵巢囊肿是出现在卵巢表面或内部的囊状肿物，是妇科的常见疾病，可发生于任何年龄段，以育龄期最为多见。

视频资源

 # 多囊卵巢综合征该怎么治疗？

舒女士：医生，我月经紊乱，B超检查显示是"双侧卵巢多囊样改变"。该怎么治疗呢？

沈博士：多囊样改变是超声检查对卵巢形态的描述，诊断称作多囊卵巢综合征。多囊卵巢综合征是一种常见的女性生殖内分泌代谢性疾病。一般来说，在女性正常的一次月经周期中，只有一个优势卵泡发育，成熟后卵巢排出卵子，而多囊卵巢综合征的女性由于受性腺轴调节功能异常、胰岛素抵抗、肾上腺内分泌功能异常等种种因素的影响，导致多个卵泡同时发育，却又不能产生出优势卵泡，无法正常排卵，形成卵巢多囊样改变，临床表现出月经失调、不孕等。多囊卵巢综合征的治疗是以缓解临床症状、解决生育问题、维护健康和提高生命质量为目标的个体化对症治疗。治疗包括生活方式干预、药物调整月经周期、治疗高雄激素问题、调整代谢、心理辅导等。生活方式干预是患者首选的基础治疗方法，尤其是对肥胖型患者，通过合理运动、饮食控制等措施，患者的月经异常、代谢紊乱问题可得到一定的改善。药物调经的方式有周期性使用孕激素、短效复方口服避孕药、雌孕激素周期序贯治疗。其中，短效复方口服避孕药同时还有缓解高雄激素症状的疗效。对于有生育计划的患者，可在改善症状后尝试自然妊娠或促排卵治疗。

舒女士：如果我没有生育计划，我的多囊卵巢综合征还有治疗的必要吗？

沈博士：当然有必要，多囊卵巢综合征的治疗不仅仅是为了促进生育，更是为了预防代谢失调和并发症的发生。作为复杂的多系统疾病，多囊卵巢综合征对女性身体健康的影响是长期的。一方面，长期不排卵患者的子宫内膜受雌激素刺激而缺乏孕激素拮抗，使子宫内膜病变甚至增加子宫内膜癌的风险；另一方面，多囊卵巢综合征的患者本身也会合并生殖、内分泌等多系统的代谢障碍，进入围绝经期后性激素水平的下降会加重代谢异常，使高血压、糖尿病、心血管疾病的风险升高。

小贴士

　　多囊卵巢综合征（PCOS）常见于育龄期妇女，其病因复杂，典型症状有月经失调、不孕、多毛、痤疮、肥胖和黑棘皮症。其中，黑棘皮症表现为颈背部或腹股沟的皮肤皱褶处出现皮肤增厚和色素沉着。诊断青春期 PCOS 的条件为高雄激素血症、高雄激素相关临床表现、月经不规律、排卵障碍等。诊断成人 PCOS 的标准为月经异常如稀发排卵或无排卵、高雄激素临床表现或高雄激素血症、超声下卵巢呈多囊样改变，其中超声下的卵巢多囊样改变是指一侧或双侧卵巢内有不低于 12 个直径为 2~9 mm 的卵泡，为多囊卵巢形态。多囊卵巢综合征影响机体多个系统的健康，应当及时诊断、干预治疗、长期随访。

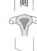

视频资源

为什么卵巢癌发现时大多已经是晚期？

宋女士：医生，我妈妈最近肚子突然胀得厉害，去医院做了很多检查，确诊是卵巢癌，而且已经是晚期。平时我一旦发现她不舒服就立即带她去医院看，怎么会突然就是肿瘤晚期呢？

沈博士：卵巢癌是最致命的妇科癌症之一，它的确切病因还不清楚。大量的研究发现，早发月经、推迟绝经、不育、长期激素治疗，有接触辐射和石棉等职业暴露史，家族病史，携带 BRCA1 或 BRCA2 突变基因的人群有更高的卵巢癌发病风险。有关卵巢癌有三个"70%"的说法：约 70% 的卵巢癌，初诊发现时已是晚期；卵巢癌患者标准化治疗后 2~3 年的复发率约 70%；晚期卵巢癌 5 年死亡率高达 70%。这是由于卵巢深居女性盆腔内，位置隐匿，病变早期的肿瘤体积一般较小，盆腔空间相对较大，所以常无特异性的症状，甚至无症状。即使出现腹胀、月经不调、少量的子宫异常出血等，也很容易跟其他一些疾病相混淆，比如说消化道疾病或是普通的妇科炎症等。当患者自觉有明显不适症状时，肿瘤常常已经增大，甚至出现广泛转移，就诊检查基本属于晚期，已经延误了最佳的治疗时间。此外，卵巢肿瘤可发生于任何年龄段，肿瘤的组织成分复杂，类型众多，不同类型的肿瘤有不同的生物学行为，恶性程度高，病情发展较迅速，扩散快，复发率高。传统筛查手段主要包括妇科 B 超、血清肿瘤标志物检查等，而这些检查均不是特异性的，会有一定的局限性。因此，早期卵巢癌的诊断相当困难，哪怕是定期体检，也有可能被忽略。

宋女士：那现在我母亲该怎么办，如何治疗？

沈博士：手术治疗和化疗仍是卵巢癌的主要治疗方式。及时、彻底地手术切除是最关键的一步，手术要求切除所有肉眼可见的肿瘤病灶，即 R0 切除。降低肿瘤负荷可以提高化疗疗效，改善预后。化疗是术后最有效的辅助治疗，除了部分病变局限于卵巢的患者外，大部分患者需要进行化疗来减少或延缓卵巢癌复发。目前，随着精准治疗观念的深入贯彻、基因检测技术的发展，在完成既定的化疗周期数后，患者还可进行维持治疗，如使用抗血管生成药、聚腺苷二磷酸核糖聚合酶（PARP）抑制剂等靶向药物，卵巢癌的免疫治疗也在不断探索中。

小贴士 Tips

> 卵巢恶性肿瘤是一种严重威胁女性健康的妇科肿瘤，发病率仅次于宫颈癌和子宫体恶性肿瘤，而病死率位于女性生殖道恶性肿瘤之首，具有恶性程度高、侵袭性强和易复发的特点，发病呈逐年上升的趋势。卵巢恶性肿瘤中最常见的是上皮性癌，其次是恶性生殖细胞肿瘤和性索间质肿瘤。目前，卵巢癌的治疗涉及手术、化疗和靶向治疗等多个方面。

妇科主任医师门诊问答精选60则

视频资源

22　如何解读肿瘤指标检验报告？

石女士：医生，我今年体检时妇科 B 超发现盆腔里有个包块。医生让我加做了一个"血检"，您能帮我解读一下报告吗？

沈博士：这是妇科常见肿瘤的肿瘤标志物检验报告，包括糖类抗原 125（CA125）、糖类抗原 19-9（CA19-9）、癌胚抗原、甲胎蛋白、人绒毛膜促性腺激素、鳞状细胞癌抗原等。这些指标对疾病的早期诊断、复发诊断、病情监测、疗效观察都有临床价值。像您这样 B 超提示盆腔卵巢有包块的情况，最需要关注的就是 CA125 水平的高低，因为 CA125 是卵巢肿瘤检查的首选标志物，正常人血清 CA125 临界值为 35 IU/mL，上皮性卵巢癌组织尤其是浆液性腺癌的血清 CA125 浓度可明显升高。绝经后的妇女可通过血清 CA125 水平的高低鉴别卵巢包块。当然，在盆腔炎症期、月经期、妊娠期检查，或是子宫内膜癌、肠癌、乳腺癌和肺癌等其他肿瘤患者的血清中，CA125 也会升高，这就需要结合其他检查结果才能做出诊断。另外，CA19-9 的升高常见于卵巢黏液性腺癌和子宫内膜癌，同时也是对胰腺癌敏感度最高的标志物；癌胚抗原属于广谱的肿瘤标志物，特异度不高，但在卵巢黏液性囊腺瘤、宫颈黏液性腺癌等疾病中可有所升高；甲胎蛋白的升高在妇科肿瘤中常见于如内胚窦瘤等卵巢恶性生殖细胞肿瘤和未成熟畸胎瘤中，但同时也不能排除原发性肝癌、肝炎、妊娠等情况；人绒毛膜促性腺激素除了在早期妊娠的监测中广泛应用外，还可作为诊断、监测和随访妊娠滋养细胞疾病的独立指标。再如，血清中鳞状上皮细胞癌抗原（SCC）水平的升高常见于宫颈鳞癌，其浓度与肿瘤分期、肿瘤体积、术后肿瘤残余、肿瘤复发和病情进展等有关，可用于治疗后的疗效评估、随访和复发监测。SCC 升高还可见于肺鳞癌、食管癌等恶性肿瘤中。若是宫颈筛查阴性，但 SCC 升高的患者，建议进一步完善胸部 CT 排查有无肺部病变。SCC 在部分良性疾病如肝炎、肝硬化、银屑病、肾功能不全等的患者血清中，也会有不同程度的升高，采样时若有皮肤表面的体液污染，有时会引起假阳性。因此，若SCC在无症状健康人群中发生低数值的升高，可复查随访；若检测数值持续升高，应当尽快进行相关肿瘤疾病的筛查。

分析项目		检验结果	参考范围	单位
AFP	甲胎蛋白	<2	0—8.78	μg/L
CEA	癌胚抗原	2.03	吸烟：0—10 不吸烟：0—5	ng/L
CA19-9	糖类抗原CA19-9	813.21 ↑	0—37	U/mL
CA125	糖类抗原CA125	23.30	0—35	U/mL
HE4	人附睾蛋白4	30.10	绝经前：<70 绝经后：<140	pmol/L
SCCA	SCCA	0.9	0—1.5	ng/mL

肿瘤标志物检查报告

小贴士 Tips

　　肿瘤标志物，是指特征性存在于恶性肿瘤细胞内，由恶性肿瘤细胞合成释放或是由于机体对肿瘤细胞的应激反应而产生的物质。肿瘤标志物可存在于血液、体液中，能够用免疫学、化学等方法检测。各种恶性肿瘤均有相对较敏感、特异性的肿瘤标志物，能够反映肿瘤的存在和生长，用于辅助诊断和病情监测，还可以反映肿瘤治疗后的疗效、进行复发监测和判断疾病预后。但是，目前没有某一种肿瘤标志物为某一肿瘤特有，肿瘤标志物的升高

小贴士 **Tips**

不一定代表存在恶性肿瘤；相反，肿瘤标志物正常也不能排除恶性肿瘤的存在。因此，恶性肿瘤的诊断还应结合症状、体征、影像、病理等进行综合判断。

卵巢肿瘤篇

什么是"二次癌症"？

辛女士：医生，我上个月做了乳腺癌的手术，主治医生让我术后不仅要去外科复查，还要定期去其他科室，特别是妇科复查，说是当心"二次癌症"。什么是"二次癌症"呢？

沈博士："二次癌症"是指第一次患上癌症并且得到治疗后，又患上另一种类型的癌症。有研究表明，与健康人群相比，乳腺癌女性患二次癌症的风险会增加，包括子宫内膜癌、卵巢癌、宫颈癌、甲状腺癌等。其原因有：乳腺和卵巢都是性激素调节轴的靶器官，同时还有共同的致病基因如 BRCA1/2 存在，BRCA 基因突变会使卵巢癌患病风险增加；有些乳腺癌患者术后会进行内分泌治疗，会使用选择性雌激素受体调节剂如他莫昔芬及托瑞米芬。这种乳腺癌术后治疗可导致子宫内膜增殖，从而增加子宫内膜癌的患病风险。因此，您需要定期来妇科体检，随访超声、肿瘤标志物如 CA125、宫颈筛查等。

辛女士：那我什么时候该来妇科检查？

沈博士：乳腺癌是女性常见的恶性肿瘤之一，手术是首选治疗方案。对于雌激素受体和（或）孕激素受体阳性的患者，术后内分泌治疗是重要的辅助手段，通过阻断雌激素的来源或阻断雌激素受体信号通路减缓或阻断乳腺肿瘤细胞的生长，降低乳腺癌的复发率。治疗药物以他莫昔芬最具代表性。但是，除乳腺外，女性全身各器官如子宫等也有雌激素受体，内分泌治疗药物也会对其产生作用，使子宫内膜产生相关病变，如子宫内膜息肉、子宫内膜增生、子宫内膜不典型增生、子宫内膜癌等。乳腺癌患者子宫内膜发生增生性疾病的风险较正常人群明显增加，所以乳腺癌术后进行内分泌治疗的患者需要每 6~12 个月进行一次妇科检查，通过经阴道超声或宫腔镜检查监测子宫内膜。若是用药过程中随访发现子宫内膜增厚，须根据病理结果做出相应处理：子宫内膜息肉可行宫腔镜子宫内膜息肉电切术；子宫内膜增生不伴不典型增生，可使用左炔诺孕酮宫内缓释节育系统，使孕激素局部作用于子宫内膜，或是适当更换乳腺癌内分泌治疗药物，必要时适当放宽子宫+双侧附件切除术指征；子宫内膜不典型增生，没有生育需求的患者行全子宫+双侧附件切除术，生育要求强烈的患者首选促性腺激素释放激素激动剂（GnRH-a）治疗，在全面评估下密切随访，子宫内膜活检随访至患者放弃或患者完成生育后行子宫+双侧附件切除术；子宫内膜恶性癌，行全面分期手术，术后结合分期、组织分化及高危因素选择辅助治疗。

小贴士 Tips

《乳腺癌内分泌治疗专家共识》曾提出，他莫昔芬治疗5~10年是绝经前雌激素阳性的早期乳腺癌患者内分泌治疗标准方案，绝经后可改为芳香化酶抑制剂（AI）直至完成10年的治疗，一些研究指出低分化、淋巴结转移者等可考虑延长他莫昔芬或AI治疗时间。但是，他莫昔芬的类雌激素作用和AI的抗雌激素作用不仅在乳腺癌治疗中发挥着作用，对于女性子宫也有影响，可使子宫内膜增生，长期使用有引起病变的可能。异常子宫出血、子

卵巢肿瘤篇

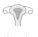

宫内膜增厚、绝经等是影响乳腺癌患者术后发生子宫内膜癌的危险因素，使用内分泌类药物治疗的患者应密切关注子宫内膜的情况。

子宫异常出血篇

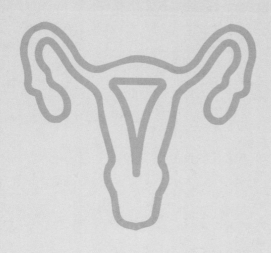

24 子宫内膜息肉需要手术吗？

倪女士：医生，我这半年月经总不干净，月经量也比以前多了，是怎么回事？

沈博士：我建议您排除怀孕以及完善妇科检查、阴道分泌物检查、宫颈癌筛查后，再做一个妇科超声检查。

倪女士：医生，这些检查都做好了，请您帮我看看。

沈博士：好的，您的 B 超检查提示"可见宫腔内数个高回声团块，形态较规则，考虑是子宫内膜息肉可能"。您月经不规律可能就是宫腔内的息肉导致的。

倪女士：我怎么会长息肉呢？那我该怎么办？

沈博士：若是直径小于 1 cm 的子宫内膜息肉，在没有症状的情况下，有自然消退的概率，可随诊观察，绝经患者除外。对于体积较大、有症状、有恶变高危因素（患者年龄超过 60 岁、绝经、肥胖，有糖尿病、高血压病史或他莫昔芬使用史）的子宫内膜息肉建议手术治疗，行宫腔镜检查明确诊断后，根据患者的个体情况制订诊疗方案。

倪女士：我看我的 B 超报告上显示息肉大小已经超过 1 cm，我自己也想通过手术解决月经的问题。

沈博士：好的，那我们先给您安排宫腔镜子宫内膜息肉去除手术，术后组织送病理检查。在病变是良性的前提下，如果您有生育要求，那么在纠正可逆的发病高危因素如高血压、肥胖等的同时，术后尽快进行试孕；如果您短期内没有生育计划，那么术后建议采用药物长期管理，比如复方口服避孕药、左炔诺孕酮宫内缓释节育系统等来预防复发。不过也有一部分患者，息肉多次复发、无随访条件、有恶变高危因素，甚至已经出现癌前病变，那么在明确无生育要求的前提下，也可酌情选择子宫切除术。如果病变组织送检结果是恶性的，那就需要另行考虑。

子宫内膜息肉是常见的子宫内膜良性病变之一，由子宫局部内膜过度生长所致，数量可为单个或多个，直径从数毫米到数厘米，可有蒂或无蒂。子宫内膜息肉由子宫内膜腺体、间质和血管组成。子宫内膜息肉患病率随年龄增加而升高，发病与雌激素水平过高有关，长期的妇科炎症刺激、感染、肥胖、糖尿病、他莫昔芬等药物使用也会导致子宫内膜息肉的发生。临床表现为月经间期出血、月经过多、经期延长或不规则出血。

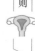

25 子宫内膜息肉如何诊断？什么人容易长？如何治疗？

宋女士：医生，我近几个月月经量特别多，月经时间也比以前久，有人说我可能是长了子宫内膜息肉，让我来医院检查一下。我该做些什么检查呢？

沈博士：我先要了解您的病史、症状，给您做个妇科检查，还要再给您约一个超声检查。超声检查是最常用的子宫内膜息肉检查方法之一，简单、经济且无创。有性生活者首选经阴道超声检查，超声检查的最佳时间为月经期中的增殖期，因为此时内膜较薄，与息肉分界清楚，更易于辨识。若为单发子宫内膜息肉，超声下常表现为宫腔内的高回声团块，形态规则；若为多发子宫内膜息肉，则常表现为数个不规则的高回声团块，子宫内膜增厚、回声不均。若是超声提示有子宫内膜息肉，那下一步就是行宫腔镜检查及镜下切除内膜息肉行病理学检查，这是诊断子宫内膜息肉的"金标准"。

宋女士：什么人容易长子宫内膜息肉呢？

沈博士：子宫内膜息肉的病因及发病机制尚不明确，常见的高危因素有：雌激素相关妇科疾病，如功能性卵巢肿瘤、多囊卵巢综合征、子宫肌瘤等；代谢疾病及其相关治疗，如肥胖、高血压、糖尿病、乳腺癌内分泌治疗等；性激素治疗史；炎症刺激，如宫内节育器携带史、宫腔操作史、宫腔感染史；遗传因素等。

宋女士：那该怎么治疗？

沈博士：对于子宫内膜息肉的治疗，需要结合是否绝经、有无症状、有无生育要求、有无恶变风险等个体化因素来考虑，总的治疗目的是：改善症状，保护内膜，促进生育，预防复发。对于无症状、无恶变高危因素、息肉直径小于 1 cm 的绝经前子宫内膜息肉，可采用期待治疗，但需要密切随访，且绝经后子宫内膜息肉不建议采用期待治疗；对于绝经

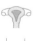

前有症状、合并不孕症、辅助生殖技术治疗前、有恶变高危因素、息肉直径大于 1.5 cm、复发性、药物治疗效果不佳及绝经后的子宫内膜息肉，可选择宫腔镜下子宫内膜息肉切除术；对于一些缺乏手术条件或因出血多不适合行宫腔镜手术的患者，也可行诊刮术；药物治疗可用于术后预防子宫内膜息肉复发及恶变。

小贴士 Tips

> 子宫内膜息肉是常见的妇科疾病之一，可发生于青春期后的任何年龄段，是由子宫内膜腺体及含厚壁血管的纤维化子宫内膜间质构成的突出于子宫内膜表面的良性结节，会引起月经周期延长、绝经后阴道出血、不孕等临床症状，发病率随年龄增长而升高。子宫内膜息肉主要有四种类型：功能性息肉，来源于成熟子宫内膜，可随月经呈周期性变化，一般不需要治疗；非功能性息肉，来源于未成熟子宫内膜，会在雌激素的影响下持续增生，形成单纯性增生或复杂性增生；腺肌瘤样息肉，含有平滑肌成分，是一种特殊而罕见的类型；绝经后息肉，又称萎缩性息肉，呈萎缩性改变。

视频资源

子宫内膜病变会引发癌变吗？

邱女士：医生，我今年 50 岁，已到绝经的年龄，但是最近时不时有阴道出血。今天做的 B 超，诊断是"子宫内膜增厚"。这会引发癌变吗？

沈博士：子宫内膜厚度会随机体内的激素水平变化而变化，一般来说，育龄期女性正常周期内的子宫内膜厚度在 5～10 mm 不等，不超过12 mm。其中，增生早期内膜厚度为 5~6 mm；增生中晚期内膜厚度可达7~8 mm；分泌期内膜厚度常可达 12 mm，偶可达 15 mm；月经期内膜厚度为 2~3 mm。绝经后子宫内膜厚度通常小于 5 mm。但是绝经后阴道流血的妇女，若超声检查发现子宫内膜厚度大于 4 mm，指南建议进一步评估。不过不同的医疗机构之间、不同的测量机器之间，具体的测量数据可能有所不同。您的宫颈癌筛查结果都是阴性的，是吗？有没有别的基础病？

邱女士：我的宫颈癌筛查结果都是阴性的，也没有什么基础病。

沈博士：我建议您做一个病理学检查来明确一下子宫内膜增生的病因。也就是说，通过诊断性刮宫或者宫腔镜下子宫内膜活检的方式进行子宫内膜组织活检，其中宫腔镜检查可以对子宫内膜进行直接观察，镜下评估子宫内膜的形态，有无血管异常表现、腺体扩张或腺管结构改变等。若考虑有内膜病变、恶变的可能，那么还建议进一步行弥散加权磁共振成像检查，有助于鉴别浸润性癌，评估子宫内膜增生和其他子宫内膜病变。子宫内膜从正常发展至癌变，一般要经历子宫内膜正常组织、子宫内膜单纯性增生、子宫内膜复杂性增生、子宫内膜不典型增生、子宫内膜癌的过程。应先明确子宫内膜增生的原因，再定治疗方案。

子宫异常出血篇

小贴士 Tips

　　子宫内膜增生是妇科常见病之一，发病率随年龄增长而升高，绝经过渡期及绝经后期是高发时期，分为子宫内膜增生不伴非典型增生和子宫内膜非典型增生。异常子宫出血是子宫内膜增生最常见的临床表现。子宫内膜增生常见的危险因素包括：生殖相关因素，如初潮早、绝经晚、排卵功能障碍、多囊卵巢综合征、未育、不孕等；医源性因素，如无孕激素拮抗的外源性雌激素治疗或应用他莫昔芬；内科合并症，如肥胖、糖尿病、高血压等；分泌雌激素的卵巢肿瘤，如卵巢性索细胞肿瘤；遗传因素，如林奇（Lynch）综合征、子宫内膜癌家族史。

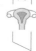

视频资源

子宫内膜非典型增生选择什么手术？

赵女士：医生，我一周前检查时发现子宫内膜增厚，做了宫腔镜检查，医生说我有子宫内膜非典型增生，让我来住院。我是要做什么手术吗？

沈博士：子宫内膜非典型增生是子宫内膜癌前病变的一种。对于没有生育要求的患者，治疗首先考虑经阴道或腹腔镜的全子宫切除术，并推荐同时行双侧输卵管切除术；对于绝经后患者，建议同时切除双侧卵巢。由于子宫内膜非典型增生有较高的合并子宫内膜癌的风险，且病变可能累及子宫下段或宫颈内膜，为避免病灶扩散，一般不行子宫次全切除或子宫粉碎术。手术后每年都要随访妇科检查，保留卵巢的患者还需要行经阴道超声检查和血清糖类抗原 125（CA125）检测。

赵女士：一定要做手术吗？有没有什么可以保留子宫的办法？我听说有个叫"电消融"的治疗，我能用这种技术治疗吗？

沈博士：我不认为您可以行子宫内膜消融治疗，因为子宫内膜病变具有持续性，复发率也很高，会增加评估治疗后发生出血事件的困难，导致漏诊、错诊而延误病情。不过有研究发现，在一些不适合手术治疗的患者中，比如说有强烈的生育要求或因基础疾病无法耐受手术的患者，保守治疗也可以获得一定的疾病消退率（但需要注意保守治疗仍有治疗失败、进展为子宫内膜癌等风险）。保守治疗指孕激素治疗以及密切的监测随访，孕激素治疗包括连续孕激素或左炔诺孕酮宫内缓释节育系统治疗，孕激素一般推荐使用醋酸甲地孕酮或醋酸甲羟孕酮。保守治疗的监测随访要求在开始治疗后的 3~6 个月内重复行组织学检查（宫腔镜检查及子宫内膜活检）来评估治疗效果，若无变化或病变有所消退，可考虑继续治疗 3~6 个月。如保守治疗 9~12 个月病变无逆转或病情进展，仍然应当行手术治疗或完成生育后尽快行全子宫切除。对于一些异常子宫出血症状持续存在，不能进行随访或不能坚持药物治疗的患者，保守治疗后也建议行全子宫切除。

赵女士：我在生活方面有什么需要注意的吗？

沈博士：在治疗的同时应改变生活方式，比如说调整饮食、规律锻炼、减轻体重，控制血糖，这些措施可能降低子宫内膜癌前病变和子宫内膜癌的风险，同时保持阴部卫生，调整心情，可以改善整体的健康状况。

小贴士 Tips

> 子宫内膜上皮内瘤变或非典型增生通常是子宫内膜癌的前驱病变，临床表现为不规则阴道流血、绝经后异常阴道出血、阴道血性分泌物伴异味等。子宫内膜非典型增生常与子宫内膜长期受雌激素刺激，不受孕激素拮抗，导致内膜增殖性腺体上皮改变或增生有关，进展为子宫内膜癌的概率达14%～30%。该病好发于多囊卵巢综合征、月经稀发、未育、肥胖、糖尿病、高血压、长期使用雌激素及他莫昔芬、延迟绝经及有子宫内膜癌家族史等的患者。宫腔镜检查引导下子宫内膜取样是最准确的检测方法，子宫切除术是子宫内膜癌前病变的最终治疗方法。

视频资源

使用"曼月乐"环需要注意些什么?

卫女士：医生，我这半年月经量特别多，上个月做了"诊刮"，诊断为"子宫内膜增生"。该如何治疗呢？

沈博士：根据您目前的情况，建议采用"曼月乐"环治疗。"曼月乐"环全称为左炔诺孕酮宫内缓释节育系统，是一种药物环，在中国一般用于有避孕需求和月经过多的女性。

卫女士：医生，我之前上过节育环，结果环下移之后我还意外怀孕了，做人工流产受了不少罪。使用"曼月乐"环，需要注意些什么呢？

沈博士："曼月乐"环的常规有效

"曼月乐"环

期是 5 年，其相当于一个多功能的节育环，所有的宫内节育器放置后都有脱落的风险，那"曼月乐"环肯定也有脱落的可能。通常情况下，导致节育环放置失败的原因有很多，比如说月经过多、子宫肌瘤、子宫腺肌病、子宫复旧不全、放置时机不当等。您第一次节育环放置失败，可能是由于产后上环，子宫还没有恢复正常大小，宫腔较大导致环移位、脱落。为了避免这种情况的发生，在放置前，我们会结合您的临床症状和 B 超检查评估此次放环适宜的时机，上环后的第 1 和第 3 个月，月经干净后需要行超声检查确认"曼月乐"环是否在位。若复查发现环部分脱落，还是有望依靠子宫肌层的收缩力推挤复位的，随访观察即可；当然也可以试行人工复位。若环的末端已经脱出子宫颈管内口，一般需要取出，考虑更换治疗及避孕方式。部分使用者在放置"曼月乐"环后的 6 个月内，会出现不规则出血或是点滴出血，一般来说总出血量不会很多，无须处理，随时间推移出血会逐渐缓解甚至消失，治疗期间只要随访检查，排除环的异常、妊娠或者其他器质性疾病即可。还有的患者在上环后1年出现闭经，一般发生在放环前月经量较少、月经期较短的女性中。这是由于放环后宫腔局部高浓度的药物抑制子宫内膜，这种闭经属于药物性的月经暂停，不是真正的绝经，不会影响卵巢功能，基本不抑制排卵，也无须特殊处理，环取出后即可恢复月经和生育能力。若是患者因为出血等症状感到焦虑不适，可适当使用药物缓解症状；若是患者无法耐受月经症状的改变，则可取出。除了月经的变化外，放环后还有可能出现卵巢囊肿。若是发现囊肿也不必过于紧张焦虑，大部分情况下囊肿都较小，属于生理性囊肿，没有症状，在2~3个月的观察期内可自行缓解。

需要注意的是，若在"曼月乐"环使用过程中，突然发生出血量增加、腹痛或症状复发等情况，应警惕环的移位或脱落，需要及时行妇科B超检查环的位置。

小贴士

　　左炔诺孕酮宫内缓释节育系统是兼备单孕激素避孕药具和宫内节育器具特性的一种子宫腔内高效孕激素缓释系统，"曼月乐"是其商品名。其外形是软而小巧的"T"形支架，纵臂上的圆柱体为含有左炔诺孕酮的储药库。"曼月乐"环放置在宫腔内后可局部形成高浓度孕激素的环境，对子宫内膜产生强抑制作用，在临床上广泛应用于月经过多、子宫内膜增生、子宫内膜异位症、子宫腺肌病等患者。有研究表明，左炔诺孕酮宫内缓释节育系统的使用对血脂代谢、糖代谢、骨密度影响不大，不增加乳腺癌的发生风险，还可降低子宫内膜癌和卵巢癌的发生风险。

视频资源

子宫异常出血篇

子宫内膜异位症和子宫腺肌病篇

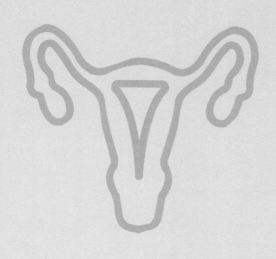

29 "巧克力囊肿"手术后还能生孩子吗？

辛女士：医生，我被查出卵巢上长了个囊肿，说是"巧克力囊肿"。这是什么病？我怎么会长这个囊肿呢？

沈博士："巧克力囊肿"又叫卵巢子宫内膜异位囊肿，是由于具有生长功能的子宫内膜组织出现在卵巢上，在雌激素的作用下，长到卵巢上的子宫内膜会生长，像子宫来月经一样，出现反复的周期性出血，在卵巢上形成一个或者多个囊性结构，这些囊肿里大多是陈旧的血液，呈深褐色，如同黏稠的巧克力酱，所以又把它称为"巧克力囊肿"。子宫内膜异位症的发病机制尚不明确，有很多种学说。比如，经血逆流种植理论，猜测是逆流至盆腔的子宫内膜通过黏附、侵袭等过程种植在子宫以外的部位，继而生长，产生病变；还有在位内膜决定论、体腔上皮化生、血管及淋巴转移学说以及干细胞理论等，众说纷纭。

辛女士：这个囊肿可以吃药治疗吗？

沈博士：您这个包块大于 4 cm 了，一般来说药物治疗的适应证是卵巢子宫内膜异位囊肿直径小于 4 cm 和盆腔疼痛。卵巢子宫内膜异位囊肿直径超过 4 cm、合并不孕、疼痛药物治疗无效是手术治疗的适应证，手术方式以腹腔镜手术为首选。根据不同的生育需求、症状严重程度等，手术方式有所不同：病灶切除术、子宫切除术和子宫及双附件切除术。

辛女士：医生，我还准备要孩子，选择手术后还能生孩子吗？

沈博士：当然可以的，我们可以选择保留生育功能的手术方式，如果术中可以较彻底地清除病灶，那么术后 6~12 个月是妊娠的最佳时期，建议您及时、积极地试孕。伴有痛经的患者，试孕期间可口服地屈孕酮；怀疑有黄体功能不足的患者，可以在月经后半期使用黄体酮或地屈孕酮补充治疗。完成生育计划后，要记得尽快恢复子宫内膜异位症的管理，进行药物长期管理，评估是否需要再次手术治疗。

子宫内膜异位症和子宫腺肌病篇

　　子宫内膜异位症是指子宫内膜组织在子宫以外的部位出现、生长、浸润，反复出血，继而引发疼痛、不孕、结节、包块等。此病多发于生育年龄女性，常见的临床症状有：痛经、慢性盆腔痛、性交痛、月经异常、不孕等。子宫内膜异位症的病变广泛、形态多样，具侵袭性和复发性，其发生与性激素、免疫、炎症、遗传等因素有关。卵巢子宫内膜异位囊肿是一种特殊类型的子宫内膜异位症，也是最常见的一种，是指子宫内膜种植在卵巢表面，受性激素影响，随月经周期反复脱落出血，逐渐增大，形成内含陈旧性积血的囊肿，呈褐色，黏稠如糊状，似巧克力，故又称"巧克力囊肿"。

子宫腺肌病的治疗药物怎么选？

王女士：医生，我这几年痛经越来越严重了，吃止痛药都没有效果，是怎么回事？这是我的 B 超报告，您帮我看看。

沈博士：虽然超声诊断的准确率不是百分之百，但是您的超声提示为"子宫球形增大""子宫肌层不对称增厚，后壁增厚为著""子宫肌层回声不均、粗糙，受累区域血流信号增加"。种种表现提示您可能患有子宫腺肌病，痛经大概率与子宫腺肌病有关。

王女士：子宫腺肌病怎么会导致痛经呢？

沈博士：子宫腺肌病具体的病因目前不明确。研究表明，多次妊娠、分娩、流产、宫腔操作等会导致子宫内膜和子宫浅肌层损伤，增加子宫腺肌病的发生风险。此外，月经周期短、初潮早、体重指数升高、他莫昔芬服用史以及生殖道梗阻、子宫手术史、子宫腺肌病病灶切除术等医源性因素，也与子宫腺肌病的发生和发展相关。至于子宫腺肌病导致痛经的原因有很多，可能是子宫内膜侵入子宫肌层内，在月经周期性激素变化的影响下出血，但又无法像正常的月经血一样排出，就会形成子宫肌层间的病灶，导致子宫肌层增厚、质地变硬。每次月经时，病灶出血增多，子宫痉挛性收缩，产生痛经。随疾病进展，子宫直肠窝、宫骶韧带等处也会出现子宫内膜异位病灶，病灶会侵犯子宫周围盆底神经，使患者在非月经期也会出现疼痛。

王女士：那该如何治疗呢？

沈博士：子宫腺肌病主要有药物及手术两种治疗方法。一般来说，症状较轻、有生育要求或是接近绝经的患者，可以尝试使用药物治疗来缓解症状。但有些药物存在一定的副作用，且停药后症状可复发，常需要长期治疗。有生育要求、年轻的重症患者，可以采取保留子宫的手术，术后应尽快完成生育，且采用保留子宫的手术后病灶有复发风险。症状严重、没有生育要求、药物治疗无效的患者，可以行子宫切除术。目前，子宫腺肌病还可选择介入治疗，如子宫动脉栓塞术和高强度聚焦超声消融治疗等。

王女士：我想先吃药，保守治疗试试。应吃些什么药呢？

沈博士：子宫腺肌病的非激素药物选择包括治疗痛经的非甾体抗炎药和治疗经期大出血的氨甲环酸。激素类药物有以下几种：（1）孕激素。孕激素能引起子宫内膜蜕膜化和萎缩，包括局部给药和口服用药。口服孕激素中疗效较好的为地诺孕素，但突破性出血是其常见的副作用。左炔诺孕酮宫内缓释节育系统常见的产品为"曼月乐"环，可达到局部给药的效果，若是较大的子宫，为降低"曼月乐"环脱落的风险，治疗前可使用促性腺激素释放激素激动剂（GnRH-a）进行预处理。（2）复方口服避孕药（COC）。周期性或持续性地使用 COC 可改善异常子宫出血和痛经，但持续使用可能导致闭经。（3）GnRH-a。该药可以抑制中枢性促性腺激素的分泌，已在子宫内膜异位症和子宫平滑肌瘤的治疗中获得肯定的疗效。有研究表明，GnRH-a 也可以减少子宫腺肌病的病变大小，改善患者的生活质量。有些患者长期（超过 6 个月）使用 GnRH-a，可能引起低雌激素，可以反向补充激素。除以上药物外，治疗子宫腺肌病的药物还有雄激素类衍生物如孕三烯酮和达那唑，中药如散结镇痛胶囊、桂枝茯苓胶囊等。

子宫腺肌病是育龄妇女常见的妇科疾病，其准确的发病率不明，临床表现复杂，主要症状包括月经异常、慢性盆腔痛、进行性加重的痛经、性交痛、不孕、流产等。缓解疼痛、减少出血和促进生育是子宫腺肌病的主要治疗目标，虽然子宫腺肌病没有特效药，但有研究表明，目前用于治疗女性经期出血、痛经、盆腔疼痛等的药物也可以很好地控制子宫腺肌病的相关症状，同时由于子宫腺肌病常与子宫内膜异位症、子宫肌瘤等共存，这些药物可能同时解决多种妇科疾病。但药物治疗前患者应当充分知情，药物治疗的疗效是暂时性的，停药后症状会复发，需要长期使用。

视频资源

子宫内膜异位症和子宫腺肌病篇

子宫腺肌病的手术治疗方式怎么选？

徐女士：医生，我这个子宫腺肌病导致我又痛经又贫血。我实在忍受不了了，这次想来手术。

沈博士：好的，一般来说，为了防止术后残余病灶的复发，子宫腺肌病手术方式的选择应避免子宫次全切除术；有症状的子宫腺肌病患者的根治性治疗方式是子宫全切术，综合考虑子宫大小、盆腔粘连情况等因素后，手术可以经腹腔镜、经开腹或经阴道完成。虽然腹腔镜下子宫全切术是常见的标准手术方案，但是我还是要认真地问您一个问题，您还有继续生孩子的计划吗？

徐女士：医生，我已经有三个孩子了，目前没有生育计划，但是我不太想把子宫全切除，我个人保留子宫的意愿很强烈。

沈博士：那么您有没有尝试先用药？像您这样的患者，首选的应该是药物治疗。如果尝试药物治疗后，发现无法耐受长期药物治疗或者药物治疗失败，那么再考虑保留子宫的手术。子宫腺肌病保留子宫的手术可以分为子宫腺肌病的腺肌瘤切除术和弥漫型子宫腺肌病的病灶切除术，其中弥漫型子宫腺肌病因病灶切除及缝合困难，手术途径推荐开腹。子宫腺肌病的宫腔镜手术治疗方式为子宫内膜-肌层切除术，是治疗浅层子宫腺肌病的手段。子宫腺肌病还可以通过介入手术治疗，包括子宫动脉栓塞术（UAE）、高强度聚焦超声（HIFU）消融治疗、射频或微波消融等治疗方法。不过子宫腺肌病的介入治疗仅能缩小病灶、改善症状，无法切除病灶，不能获取病变组织进行病理检查，有一定的风险性。

徐女士：医生，我思考过了，我还是想选择保留子宫的手术。

沈博士：好的，我尊重您的想法。不过还是需要提醒一下，保留子宫的手术属于保守性手术方式，不同的手术方式的疗效及并发症各有差异。与子宫肌瘤不同，子宫腺肌病的病灶与正常肌层分界并不清楚，病灶难以切净，病灶残留会导致术后有的症状不能完全缓解，疼痛复发，需要加用非甾体抗炎药缓解疼痛。如果药物治疗仍效果不佳，有需要再次手术切除子宫的可能。重要的是，手术后一般仍然需要长期的药物维持治疗以及随访复查，以监测药物副反应。

小贴士

子宫腺肌病手术方式的选择应根据患者的年龄、疾病类型、临床症状以及有无生育要求等进行分层治疗和管理。一般从药物保守治疗开始，疗效不佳时可考虑保守性手术治疗或介入治疗，根治的方法是子宫全切术。当下随着女性自我意识的提高，以及"三孩"政策的开放，女性保留生育力和保留子宫的诉求日益强烈。对于药物治疗效果不佳或是仍有生育要求的女性而言，相较于子宫全切术，更多人开始选择子宫腺肌病病灶切除术。

子宫内膜异位症和子宫腺肌病篇

32 腹壁子宫内膜异位症如何治疗？

宋女士：医生，我做剖宫产手术 2 年多了，这 2 个月我总觉得能在先前剖宫产瘢痕的地方摸到一个鹌鹑蛋大小的包块，压着有些痛，一到月经期甚至不按也会痛，不过月经过后疼痛会好一些。

沈博士：根据您的症状来看，这个包块非常像腹壁子宫内膜异位症，我建议先做一个 B 超，因为超声检查是诊断腹壁子宫内膜异位症的首选影像学检查。如果 B 超检查不能确定肿块性质，那可能要再做一个增强核磁，必要时进行穿刺活检。

宋女士：医生，您可真神，B 超医生说我的情况确实像腹壁子宫内膜异位。那我的这个肿块该怎么治疗呢？

沈博士：腹壁子宫内膜异位症可以通过药物治疗，比如说口服避孕药、高效孕激素和 GnRH-a 等，但是药物治疗只能暂时缓解症状，不能缩小病灶的大小，停止治疗后复发率很高，无法根治。腹壁子宫内膜异位症的首选治疗方法是进行开腹手术切除病灶，以切净病灶、减少复发、预防恶变为目的。手术一般取原手术切口，术中尽可能多地切除病灶，切缘距离病灶 0.5~1 cm，以减少复发，但这同时也会导致术中组织缺损增多、切口张力变大，从而增加缝合难度，减弱组织愈合能力，提升伤口愈合不良的风险。对于筋膜缺损长度超过 3 cm、侵入较深组织如肌肉甚至腹膜层的病灶，或是 BMI 较低的患者，可能需要补片缝合来避免出现术后切口疝。此外，病程越久、病灶越大，就越不易切净，复发风险也会增加。当然，当前还有一些别的手术方式，比如高强度超声聚焦消融术和经皮冷冻消融术等。

妇科主任医师门诊问答精选60则

子宫内膜异位症是指子宫内膜组织在子宫腔被覆内膜及子宫以外的部位出现，临床表现多样，病变广泛、形态多样、极具侵袭性和复发性，具有性激素依赖的特点。本病大多为良性，但在少数情况下可发生恶变。腹壁子宫内膜异位症是一种常见的盆腔外子宫内膜异位症，也就是子宫内膜异位到包括皮肤、皮下组织、腹壁和盆壁肌肉以及与腹壁切口有关的瘢痕组织，生长、浸润、反复出血，继而引发疼痛，生长形成结节或包块等，多数继发于妇产科手术，最常见的引发因素是剖宫产手术，也有原发性生成者。患者往往有开腹手术史，可扪及瘢痕处质硬结节，固定，伴有触痛，肿块大小多随月经出现周期性变化，伴有局限性周期下腹痛。

子宫内膜异位症和子宫腺肌病篇

盆底功能
障碍性疾病篇

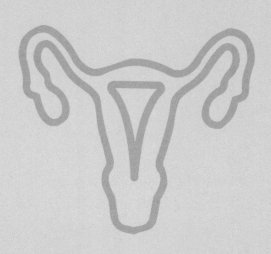

子宫脱垂如何治疗？

严女士：医生，近半年我总能摸到阴道里有个肿块脱出来，是肿瘤吗？

沈博士：按您刚做的妇科检查，这个不是肿瘤，而是子宫脱垂。子宫脱垂通常是因为盆底支持薄弱，导致子宫无法维持正常的位置，沿着阴道下垂。有些症状严重的患者甚至整个子宫都脱出阴道口外了。您近期有腰痛、下腹坠胀感吗？或是有排尿困难、漏尿、便秘、阴道出血等异常症状吗？

严女士：您说的症状我都没有。医生，我为什么会得这个病？

沈博士：盆腔器官脱垂的病因是多方面的，包括分娩次数多（尤其是阴道分娩）、肥胖、高龄、绝经期激素水平降低，以及长期的慢性咳嗽、便秘等。这些因素会增加盆底的负重，使其无法支撑盆腔器官的正常位置，从而出现盆腔器官位置和功能的异常。随着老龄化社会的到来，盆底功能障碍性疾病发病率有逐年升高的趋势，出现像您这样症状的老年人可能会越来越多，很多老年女性的生活质量因此受到影响，甚至出现精神、心理方面的问题。但是，很多人可能因为不重视或是不好意思，不敢去看医生。您回去后也可以和您的姐妹们科普，不要羞于就医，早发现、早治疗。

严女士：那如何治疗呢？

沈博士：您目前的脱垂程度属于我国传统分度中的Ⅰ度重型，可以选择随访观察，也可以选择非手术治疗。非手术治疗主要有生活方式的干预、放置子宫托、盆底肌锻炼、中药和针灸等。其中，生活方式的干预包括减重、治疗慢性咳嗽和便秘。子宫托是提供物理支撑，使子宫和阴道壁等维持不脱出的工具，有支撑型和填充型两种。盆底肌锻炼分为自身锻炼和生物反馈盆底肌锻炼，可增加盆底肌肉群的张力。您可以回家之后和家属沟通一下，共同商讨后决定方案。需要注意的是，若选择使用子宫托，应当间断性取出并清洗，切不可长期放置。

小贴士 Tips

　　女性盆底功能障碍性疾病（pelvic floor dysfunction，PFD），是指各种原因导致的盆底支撑结构的发育缺陷、薄弱、退化、损伤，进一步功能障碍，表现为盆腔器官移位脱出于阴道内或阴道外，包括阴道前、后壁脱垂，子宫脱垂或阴道穹隆脱垂，膀胱或直肠膨出，可伴有排尿或排便障碍。盆腔器官脱垂可单独发生，但通常联合出现。从目前研究来看，PFD 的危险因素有遗传因素、种族因素、多次妊娠、阴道分娩、体重超标、绝经、年龄增长、盆腔手术史、慢性咳嗽、长期便秘等。PFD 的处理分为随访观察、非手术治疗和手术治疗，需要综合考虑，慎重决策。

视频资源

34　子宫脱垂分度，如何自测自评？

卫女士：医生，我的病历上写着"子宫脱垂Ⅱ度重型、阴道前壁脱垂Ⅱ度"，这是什么意思？

沈博士：这是医生根据检查，给您评估的脱垂分度。子宫可分为宫颈部分和宫体部分，中国沿用的传统分度将子宫脱垂分为三度：Ⅰ度轻型指宫颈外口距处女膜缘小于4 cm，未达处女膜缘；Ⅰ度重型指宫颈已达处女膜缘，阴道口可见宫颈。Ⅱ度轻型指宫颈脱出阴道口，宫体仍在阴道内；Ⅱ度重型指部分宫体脱出阴道口。Ⅲ度指宫颈与宫体全部脱出阴道口外。不过，一般情况下盆腔器官脱垂中联合发生的情况较多，所以阴道前壁和阴道后壁膨出也可以阴道口为界分为三度：Ⅰ度指阴道前壁达处女膜缘，但仍在阴道内；Ⅱ度指阴道前、后壁部分突出阴道口外；Ⅲ度指阴道前、后壁全部脱出阴道口外。此外，还有POP-Q分度法，可利用多个解剖指示点来确定脱垂的不同程度。

卫女士：可是我常常感到小便很急，去了厕所却又尿不出，我的膀胱是不是也有问题？

沈博士：这可能和您的阴道前壁脱垂有关，阴道前壁膨出的患者常常伴有尿频、排尿困难、尿失禁，部分患者甚至需要自己压迫阴道前壁后才能排尿。盆底器官脱垂症状的严重程度有时与脱垂的程度不完全相关，甚至不相关。我建议您来做一下这个问卷，我们综合评估一下您盆底的情况，然后完善相关的检查。

卫女士：什么问卷？

沈博士：目前有一些标准化的调查问卷，通过患者填写并计算得分，可以让医生更好地了解患者临床症状的严重程度以及相关疾病对患者工作和生活的影响程度，我们这里有盆底不适调查表简表（PFDI-20）、盆底功能影响问卷简表（PFIQ-7）和盆腔器官脱垂及尿失禁性生活问卷

（PISQ-12）等，可以评估尿路症状、肠道症状、性功能和疼痛等相关的盆底症状。其中，PFDI-20问卷包含对盆腔症状、直肠症状和膀胱症状的三个子量表，您可以先按自己的实际情况来填写。

小贴士

腔室理论是盆底结构描述的代表理论，其在垂直方向上将盆底分为前、中、后三个腔室，前腔室包括阴道前壁、膀胱、尿道；中腔室包括阴道顶端、子宫；后腔室包括阴道后壁、直肠。子宫位于盆腔中央，前为膀胱，后为直肠，下接阴道。当膀胱空虚时，成人子宫的正常位置呈轻度前倾前屈位，子宫底位于骨盆入口平面以下，子宫颈外口位于坐骨棘水平稍上方。子宫的正常位置依靠子宫韧带及骨盆底肌和筋膜支托，任何原因引起的盆底组织破坏或功能障碍均可导致子宫脱垂。

视频资源

35　子宫脱垂可以不用手术治疗吗？

欧女士：医生，我最近查出来有轻度的子宫脱垂，但我害怕手术，有没有别的办法？

沈博士：目前您的脱垂程度还不算太严重，可以考虑保守治疗。我推荐您买一个子宫托回去用一段时间试试。这个子宫托，是一种放在阴道里使用的医疗用具，大部分材质是硅胶，正确使用可以为膀胱、子宫和直肠提供支撑。

欧女士：我愿意试试这个子宫托，不过这个子宫托的型号这么多，我该如何选择呢？

沈博士：我可以为您进行阴道检查来帮助您选择子宫托的型号，通过测量阴道宽度来帮您进行调整。咱们从最小型号开始尝试，这个型号适应的过程急不得，需要通过逐步增加型号，多次尝试、反复试验、调整大小，才能找到适合您的子宫托。正确安装子宫托，可以达到缓解症状和保持正确放置位置的目的，不会引起身体的不适，也不干扰排尿排便。如果在放置子宫托后，四处走动时子宫托掉出，则意味着尺寸选择太小；若放置子宫托后排尿困难，则说明选择的子宫托尺寸太大。

欧女士：这个子宫托该如何正确使用呢？

沈博士：为了便于放置，许多子宫托是可折叠的，通常我们以垂直位置将子宫托插入阴道。一旦进入阴道释放后，子宫托则呈水平位置。若想降低放置难度，那么可以将子宫托放在温水中，这样会更容易操作。绝经后的女性在适当位置适量使用含有雌激素的乳膏，也可帮助放入子宫托并减少擦伤。子宫托的取出通常比较简单，用一根手指伸入阴道，在子宫托边缘钩住子宫托，轻轻地向下拉即可取出。子宫托需要定期取出清洁，您可以在夜间睡前将子宫托取出，清洗后擦干，次日晨起再放入阴道。记得每次取出、放置子宫托前后都要清洁双手，保持会阴洁净干燥，及时处理阴道炎症等预防感染。若使用子宫托期间出现了身体不适，如阴道出血、阴道异常分泌物、盆腔疼痛、排尿排便异常，需要及时去医院就诊。当然，没有不适也不要忘记定期随访，随访永远都是重要的。

小贴士 Tips

多数指南建议子宫托应列为盆底器官脱垂患者的一线保守治疗方法，大部分患者在教育指导后可适应子宫托，获得相应的疗效。若患者能成功地持续使用子宫托，可以获得较高的使用满意度。子宫托有很多类型，常见的类型有支撑型子宫托和填充型子宫托，现在还有面向压力性尿失禁患者的失禁型子宫托。子宫托使用的禁忌证有生殖道恶性肿瘤、不明原因的阴道异常出血、严重的阴道萎缩。使用子宫托时需要定期随访。其可能伴发的并发症包括：感染性症状，如阴道分泌物增多、分泌物异味等；损伤性症状，如阴道黏膜受损、溃疡、出血等；严重时甚至可能发生膀胱阴道瘘、直肠阴道瘘等。部分轻症可以通过调整子宫托、局部补充雌激素来预防和治疗。

视频资源

一咳嗽就尿失禁，该怎么办？

许女士：医生，最近我一咳嗽内裤就湿一片。怎么会这样呢？

沈博士：您这种情况非常像是尿失禁中的压力性尿失禁，多是由于盆底肌受损、盆底组织松弛，使盆腔器官无法维持正常位置，膀胱和尿道的解剖结构改变，身体对排尿的控制力减弱导致。

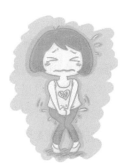

尿失禁

许女士：我漏尿的程度严重吗？

沈博士：压力性尿失禁的分度有客观分度和主观分度。客观分度有尿垫试验、指压试验、棉签试验和尿动力学检查等。主观分度则更简便易行：Ⅰ度是指溢尿仅发生在剧烈压力下，如咳嗽、打喷嚏、大笑或慢跑时溢尿；Ⅱ度是在中度压力下，即日常活动如爬楼梯、快走、性交时溢尿；Ⅲ度是在轻度压力，即直立活动时溢尿；Ⅳ度是指无论直立或卧床，均有尿溢出。您可以对照以上的主观分度法，看看自己的症状更符合哪种程度的压力性尿失禁。

许女士：我因为尿失禁的问题，都不敢出去社交了。

沈博士：我可以理解您的心情，尿失禁虽然不会对生命造成威胁，但会使患者生活质量降低，增加心理负担，影响日常生活工作和社会活动，是当下一个重要的社会卫生问题。但我们不应当因此讳疾忌医，很多轻症的尿失禁，只要做到早预防、早发现、早治疗，是可以获得满意的疗效的。

许女士：医生，有没有什么办法能帮帮我？

沈博士：日常生活中，可以随时抽空做一做盆底肌肉锻炼，如凯格尔锻炼。其方法是：首先可以通过感受突然中止排尿过程时用力收缩的肌肉位置，找到盆底肌；然后在排空膀胱的情况下，选择舒适的体位，收缩盆底肌，感受阴道、肛门的收紧，保持数秒后放松。如此反复，训练次数和强度循序渐进，持之以恒。压力性尿失禁的非手术治疗方法还有盆底电刺激、膀胱锻炼、药物治疗等。若保守治疗效果不佳，症状严重影响生活质量，或是对于不愿意、不能坚持和耐受非手术治疗的有症状患者，也可以选择合适的手术时机和手术方式，如耻骨后膀胱尿道悬吊术、阴道无张力尿道中段悬吊术等。

小贴士 Tips

> 　　压力性尿失禁是指腹压突然增加导致尿液不自主地流出，但不是由逼尿肌收缩压或膀胱壁对尿液的张力压引起。其特点是正常状态下无遗尿，腹压增加下发生不自主溢尿。大部分的压力性尿失禁属于盆底组织松弛引起的解剖型压力性尿失禁，主要是由于咳嗽时腹压不能平均地传递到膀胱和尿道，增加的膀胱内压大于尿道内压力而出现漏尿症状，常伴有其他盆腔器官膨出或脱垂的情况。

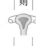

视频资源

37 盆底康复有必要吗？

孔女士：医生，我2个月前刚生完孩子，帮我复查的医生说我盆底肌松弛，建议我做盆底康复。我想来了解一下。

沈博士：您目前的盆底松弛考虑是妊娠和分娩导致的，妊娠期及分娩时盆底的筋膜、韧带、肌肉和神经会因过分牵拉压迫而受损；此外，会阴裂伤、肛提肌裂伤和产后的子宫复旧不良等都会影响盆底功能的恢复。当盆底组织松弛无法支撑盆底结构，盆腔器官的移位超过一定限度时，盆腔脏器就会出现脱垂。您可能不知道，哪怕是剖宫产，也不能避免妊娠对盆底肌造成的损伤。盆底康复是防治脱垂的一线措施，综合运用相关康复治疗技术恢复、改善或重建盆底功能，对女性健康有长期、重要、积极的意义。

孔女士：我需要做盆底康复吗？

沈博士：您现在产后2个月，正好处于产褥后恢复期（产后42天至产后1年内），是理想的恢复时机。要知道产后42天到产后3个月都是盆底康复的关键时期，现在进行盆底康复训练，可以促进损伤恢复，改善远期盆底状况，降低将来发生脱垂的风险。

孔女士：都有哪些盆底康复的方法呢？

沈博士：首先，我们会指导您的生活方式，比如说避免负重、健康饮食等，康复治疗包括盆底肌锻炼、手法按摩、生物反馈、电刺激等，通过不同方式找回盆底肌的本体感觉，提高其敏感性，有意识地控制盆底肌进行自主性收缩训练，提高盆底肌的自我运动和控制能力，缓解盆腔疼痛，改善控尿、控便能力。盆底康复不仅包括在院治疗，居家也可以进行盆底肌康复锻炼，有条件的话还可以使用盆底康复器辅助锻炼，康复治疗后长期随访也必不可少。除了盆底肌锻炼和物理疗法之外，还可以考虑使用子宫托或是针灸、补中益气颗粒之类的中药治疗。若脱垂

盆底功能障碍性疾病篇

超出处女膜且有较严重的症状，可以在综合考虑年龄、症状、病史、生活习惯、生活需求及身体耐受情况后选择适当的手术方案，以获得症状缓解、解剖位置和器官功能恢复正常以及维持满意的性功能的效果。

小贴士

女性盆底功能障碍性疾病是指损伤、衰老等原因造成盆底组织结构发生病理改变，最终导致相应器官功能障碍。其临床表现有尿失禁等尿路症状、盆腔器官脱垂、大便失禁等肠道症状、性功能障碍及盆腔疼痛等，是影响妇女身心健康及生活质量的重要公共卫生问题。妊娠和分娩导致盆底功能障碍性疾病，通常是一个日积月累的过程，"已病治未病"，盆底康复不需要等到症状出现时才开始，预防更胜于治疗。

视频资源

盆底重建术为什么要用"网片"？会有什么并发症？术后需要注意些什么？

姜女士：医生，我的盆底重建术为什么要用"网片"？

沈博士：网片手术类似于外科疝气修补手术，是用永久性的合成网片来帮助托起脱垂的盆腔脏器。盆底脱垂首选非手术治疗，但在某些特殊的情况下，我们必须借助网片来提升子宫、膀胱等脏器的位置，对于盆底脱垂术后复发的患者、60 岁以上重度盆底脱垂的初治患者等，可以考虑选择性地使用网片进行盆底重建。

姜女士：手术有什么并发症吗？

沈博士：经阴道植入网片手术相关的并发症主要包括：网片穿刺缝合时经过损伤途径的血管、神经、器官等；网片侵蚀膀胱、肠道、阴道等造成暴露；术后新发的排便、排尿问题；术后出现盆腔、臀部和阴道疼痛、性交痛等。并发症通常容易治疗，但偶尔也会棘手。因此，手术选择应慎之又慎，充分权衡利弊后选择合适的手术方式，术后应定期随访。一般术后随访监测内容包括：脱垂的主观症状改善和满意度、盆底检查、手术相关并发症、再手术率等。

姜女士：术后需要注意些什么？

沈博士：一般盆底重建术后鼓励早期活动，通常需要保留尿管 1~3 天。术后 3 个月内避免性生活，忌提重物、做增加腹内压的动作、久坐久站等。积极预防、纠正、治疗可能引起腹内压增高的原发性疾病，如便秘、慢性咳嗽等。术后记得门诊随访。

盆腔器官脱垂（POP）的早期手术治疗通常采用自体组织修补，但由于脱垂的组织力量薄弱，临床复发率较高，随着现代盆底支持理论的建立和发展、手术器械的改进以及修补材料的发明和应用，盆底修补和重建手术有了突破性的进展。使用网片的盆底重建手术可以同时纠正各腔室的缺陷，简化手术操作、疗效好，能够降低解剖学复发率；但其缺乏高水平的循证医学证据进行全面评价，且盆底重建手术有可能出现并发症和术后复发问题。盆底重建手术目前主要的适应证为 POP 术后复发的患者以及年龄偏大的重度 POP 初治患者。

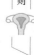

视频资源

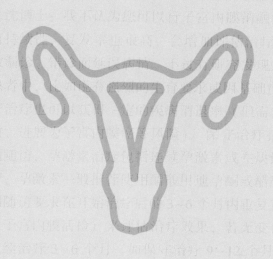

妇科急腹症篇

治疗后也建议行全子宫切除。

我在生活方面有什么需要注意的吗？

在治疗的同时应改变生活方式，比如说调整饮食、规律锻炼、减轻体重、控制血糖，这些措施可能降低子宫内膜癌前病变和子宫内膜癌的风险。同时保持阴部卫生、调整心情，可以改善整体的健康状况。

小贴士

子宫内膜上皮内瘤变或非典型增生通常是子宫内膜癌的前驱病变，临床表现为不规则阴道流血、绝经后异常阴道出血、阴道血性分泌物伴异味等。子宫内膜非典型增生常与子宫内膜长期受雌激素刺激，不受孕激素持粒，导致内膜增殖性腺体上皮改变或增生有关，进展为子宫内膜癌的概率达14%～30%。该病好发于多囊卵巢综合征、月经稀发、未育、肥胖、糖尿病、高血压、长期使用雌激素及他莫昔芬、延迟绝经及有子宫内膜癌家族史等的患者。宫腔镜检查引导下子宫内膜取样是最准确的检测方法，子宫切除术是子宫内膜癌前病变的最终治疗方法。

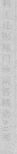

宫外孕能吃药治疗吗？

贺女士：医生，我怎么会宫外孕呢？

沈博士：宫外孕，也就是临床所指的异位妊娠，它的病因有很多，输卵管炎症是最常见、最主要的病因之一，炎症会导致输卵管黏膜粘连、管腔变窄、蠕动减弱，受精卵运行受阻，引起输卵管妊娠；输卵管妊娠史或手术史后，不管何种治疗方式，仍有再次发生异位妊娠的概率；输卵管发育不良或输卵管功能异常也会影响受精卵的正常运行；另外，辅助生殖、避孕失败、妇科肿瘤、子宫内膜异位症、盆腹腔手术如阑尾炎手术等，都有可能增加受精卵着床于输卵管的概率，导致异位妊娠。

贺女士：宫外孕能吃药治疗吗？

沈博士：药物治疗适用于病情稳定的输卵管妊娠患者及保守手术后发生持续性异位妊娠者，治疗常使用甲氨蝶呤。选择药物治疗的患者需要满足以下条件：无药物治疗的禁忌证，输卵管妊娠未发生破裂，妊娠囊直径小于 4 cm，血 HCG 值小于 2 000 U/L，没有明显内出血。而您的 B 超已经提示可以看到异位的胎心搏动了，不再适合药物治疗。当下建议您选择急诊手术。手术治疗分为保守手术和根治手术，适用于：生命体征不稳定，有腹腔内出血征象的患者；血 HCG 值大于 3 000 U/L 且持续升高、可见异位胎心搏动、附件区大包块等提示异位妊娠有进展可能的患者；需要紧急治疗、药物治疗失败等的患者。除药物治疗和手术治疗外，治疗方式还有期待治疗，适用于病情稳定、血 HCG 值较低且呈下降趋势的患者，期待治疗目前也不适合您的病情。

妇科急腹症篇

小贴士

异位妊娠是指受精卵在子宫体腔以外着床，也称宫外孕，是妇产科常见的急腹症。异位妊娠以输卵管妊娠最为多见，其中输卵管壶腹部妊娠最多见。异位妊娠典型的临床表现为：停经、腹痛和阴道流血，妇科检查的主要体征为宫颈举痛。异位妊娠超声检查的声像特点为宫腔内未探及妊娠囊，若宫旁探及异常回声区，且见卵黄囊、胚芽甚至原始心管搏动，可确诊异位妊娠。超声检查联合血HCG测定，对异位妊娠的诊断帮助更大，若血HCG呈阳性，超声未能在宫内或宫外见到孕囊或胚芽，应警惕异位妊娠的可能。

视频资源

妇科主任医师门诊问答精选60则

宫外孕能够预测、预防吗？

苗女士：医生，我1个月前因为宫外孕做了单侧的输卵管切除手术，医生让我随访"血HCG"值。这要随访到什么时候呢？

沈博士：手术后HCG值一般会很快下降，如果术后24小时下降小于术前水平的50%，或术后12天未下降至术前水平的10%以下，或HCG不降反升，都要考虑持续性异位妊娠。手术后患者应当门诊定期复查血HCG，每周复查1次，直至该值降至正常非孕水平。

苗女士：宫外孕能够预测、预防吗？

沈博士：没有什么方法可以预测或是预防宫外孕的发生，但是在了解宫外孕的病因及危险因素后，我们可以采取相对应的措施来降低风险。例如，注意个人卫生，防止生殖系统感染，积极防治女性盆腔炎等疾病，同时不仅自己要注意卫生，性伴侣也应当注意卫生；避免不正当的性行为，若无生育计划，做好避孕措施，正确避孕是预防宫外孕发生的重要措施，避免多次使用紧急避孕药，避免反复人工流产，目前较常见的避孕方法有宫内节育器、药物避孕、避孕套等；若有生育计划，完善孕前检查，对症治疗，对于有高风险因素的人群，发现妊娠后要及时行B超检查，早期排查宫外孕，尽早干预。

苗女士：那我以后还能怀孕吗？

沈博士：对于保守治疗的患者，如果输卵管愈合良好，功能正常，仍有自然受孕的可能；对于因宫外孕行患侧输卵管切除术的患者，如果保留的输卵管功能正常，也是有自然怀孕的可能的。宫外孕后能否再次怀孕的重要因素为输卵管的通畅度，对于有生育要求的患者，可在再次妊娠前进行输卵管造影检查，了解输卵管通畅情况。若输卵管通畅，可考虑备孕；若通畅度不佳，建议考虑辅助生殖技术。

小贴士

　　异位妊娠是指受精卵在子宫腔外着床，输卵管妊娠破裂是妊娠造成死亡的重要原因。输卵管妊娠的主要危险因素包括：有异位妊娠病史、输卵管损伤或手术史、盆腔炎性疾病，辅助生殖技术助孕等。次要危险因素包括：吸烟史、年龄大于 35 岁。有异位妊娠病史的女性复发风险增加：有过 1 次异位妊娠病史者，其重复异位妊娠概率约为 10%；有过 2 次以上异位妊娠病史者，再发的风险增加至 25% 以上。异位妊娠患者治疗后的生殖状态受多因素、多方面影响，相对于不同患者异位妊娠的特点和治疗方法，其对生育功能的影响可能更多决定于患者本身的特征。

视频资源

41 黄体破裂是怎么发生的？

章女士：医生，我刚刚跳完健身操，小腹突然疼得很，您帮我看看。

沈博士：根据您的症状、体征，考虑是黄体破裂。育龄期女性在月经周期后半期突发下腹痛，不伴有停经、出血等，排除异位妊娠、急性阑尾炎、卵巢囊肿蒂扭转后，多考虑卵巢黄体破裂。黄体破裂通常起病急骤，腹痛是其典型症状，表现为一侧下腹突然剧痛，短时间后可发展为持续性减轻或加重的坠痛，一般没有阴道流血。黄体破裂会造成腹腔内出血，后穹窿穿刺可有血性液体。失血较多可能会有头晕、眼花、心悸、肛门坠胀等症状，严重者可能出现晕厥、休克。超声检查主要表现为附件区边界不规则的囊肿及囊实性包块，内部回声不均匀，不具有包膜回声。血或尿 HCG 检测阴性。

章女士：黄体破裂是怎么发生的？

沈博士：女性月经周期中，每个月卵巢中的一个卵泡排出一个卵子，剩下部分成为黄体。黄体破裂通常发生在黄体充分发育之后、萎缩坍塌之前，即排卵后至下次月经来潮前的几天。因为黄体发育时有丰富的小血管供能，若黄体长得过大或形成囊肿，就有可能突然发生自发破裂。若一些诱因，如性生活、剧烈运动、用力咳嗽、用力排便等外力作用，导致女性黄体腔内的压力突然升高，卵泡膜血管破裂出血，那就可能发生黄体破裂出血。若患者有其他合并症，如高血压或凝血功能异常的出血性疾病，也有可能发生黄体破裂。

章女士：需要手术吗？

沈博士：建议您住院观察，但手术治疗并不是黄体破裂唯一的治疗方法。若生命体征平稳，腹腔内出血量较少，可采用保守治疗。黄体包裹在卵巢中，只要破裂的血管较小、出血不多，因人体有凝血机制，出血可自行停止，和黄体一起慢慢被身体吸收。予止血支持治疗时，注意严密观察生命体征，卧床休息，避免外因刺激即可。但是若症状严重，腹腔内出血多，无法保守治疗，且可能引起休克甚至已经出现失血性休克，就必须采取积极的手术治疗。

小贴士

　　卵巢周期中，排卵多发生在下次月经来潮前14天左右，排卵后卵泡液流出，卵泡壁上的卵泡颗粒细胞和卵泡内膜细胞向腔内塌陷，卵泡外膜包围在外，共同形成黄体，黄体分泌雌激素和孕激素，维持子宫内膜的生长发育。若排出的卵子受精，则黄体转化为妊娠黄体，继续分泌激素维持妊娠，直至妊娠3个月末退化；若卵子未受精，黄体在排卵后9~10天开始退化，黄体功能一般限于14天，称为月经黄体，后黄体萎缩，激素水平下降，子宫内膜脱落出血，月经来潮。

视频资源

42 卵巢肿瘤蒂扭转是怎么回事？如何预防？

安女士：医生，我刚刚跳绳的时候突然肚子很痛，B超结果为卵巢肿瘤蒂扭转。

沈博士：卵巢肿瘤蒂扭转是妇科常见的急腹症之一。一经确诊需要尽快手术，不及时处理可能造成严重后果。我先给您开住院证，尽早住院。

安女士：我现在该怎么办呢？

沈博士：临床上根据扭转程度将卵巢肿瘤蒂扭转分为完全扭转与不完全扭转：扭转小于360°为不完全扭转，扭转在360°以上为完全扭转。不完全扭转患者临床症状相对较轻，扭转可自行复位，症状缓解。卵巢肿瘤蒂扭转一经确诊，尽快手术，因为发生急性扭转后，动、静脉血流受阻，肿瘤可发生坏死、破裂和继发感染，可能导致生育功能受损甚至丧失。手术的目的是解除扭转、保留输卵管和卵巢功能，以及减少术后并发症。

安女士：这个疾病有什么预防办法吗？

沈博士：女性健康体检、妇科B超检查很重要，尽早发现异常情况有利于更早干预和处理。比如，在知道自己有卵巢肿瘤的情况下，尽量减少剧烈运动，选择较温和的运动方式，避免突发的体位改变诱发扭转；若孕前检查发现卵巢肿瘤，可治疗后再备孕，孕期做好产检也很重要。

妇科急腹症篇

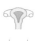

小贴士 Tips

　　卵巢肿瘤蒂扭转，好发于瘤蒂长、中等大、活动度良好、重心偏于一侧的肿瘤（如畸胎瘤），右侧扭转发生的频率多于左侧，常单发。典型症状是活动或体位改变后突发局限性下腹痛，伴或不伴恶心、呕吐甚至休克，但当蒂部扭转自然复位或肿瘤完全坏死时，腹痛可减轻。妊娠或产褥期子宫大小、位置改变时也易发生扭转。妇科检查时宫颈可有举痛和摇摆痛，一侧附件区可扪及肿物，张力高，有压痛，蒂部明显。超声检查示卵巢血流减少或消失是重要特征，卵巢肿瘤蒂扭转须与阑尾炎、胆囊炎、盆腔炎性疾病、泌尿系统结石、卵巢囊肿破裂、肌瘤扭转和卵巢过度刺激综合征等鉴别诊断。

视频资源

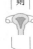

妇科主任医师门诊问答精选60则

43 盆腔炎、盆腔包块需要手术吗？

韦女士：医生，这几天我下腹总是隐隐地痛，之前也有过类似情况，那时候医生说我得了盆腔炎。这一次是炎症复发了吗？

沈博士：您的病史和症状确实有些像盆腔炎再次发作，这次您需要做一下妇科检查、阴道分泌物检查、抽血检查和 B 超。如果真的考虑盆腔炎，那还要对阴道分泌物进一步做病原体检查及药敏试验。

韦女士：这需要手术吗？

沈博士：目前来看您不需要手术，盆腔炎首选抗生素药物治疗。恰当、积极的抗生素治疗可以清除病原体，改善您的症状。目前您没有发热，腹部疼痛可忍，可以先在门诊开一些抗生素回家吃。回家之后注意休息，补充营养，治疗期间性伴侣也建议至医院就诊治疗。切记治疗开始后观察有无症状改善，若无，及时来医院进一步检查评估，因为盆腔炎如果得不到及时、正确的诊断和治疗，会发生如不孕、异位妊娠、慢性盆腔痛、疾病反复发作等后遗症。

韦女士：可是 B 超检查显示我有一个盆腔包块，这个包块需要什么时候手术？

沈博士：手术治疗主要适用于抗生素控制不满意的输卵管卵巢脓肿或盆腔脓肿。比如，静滴抗生素 48～72 小时后，体温不降或包块增大时；脓肿持续存在时；脓肿破裂时。您这个包块不大，先继续观察随访。

韦女士：那需要注意些什么？

沈博士：注意个人卫生，保持外阴清洁；避免无保护的性生活，尤其是月经期；管理日常作息，保证睡眠时间，健康饮食以及积极向上的情绪管理，适量运动。这些都有助于提高身体抵抗力。还要避免盆浴、游泳等，以防感染。最重要的还是遵医嘱治疗和随访。

妇科急腹症篇

小贴士 Tips

　　盆腔炎性疾病，简称盆腔炎，指女性上生殖道的一组感染性疾病，主要包括子宫内膜炎、输卵管炎、输卵管卵巢炎、盆腔腹膜炎等，以输卵管炎、输卵管卵巢炎最常见，多发生在生育期妇女中。盆腔炎性疾病的常见症状为下腹痛和阴道分泌物增多，病情严重时可出现高热、寒战、头痛等。月经期发病可出现经量增多、经期延长。若有脓肿形成，可能引起消化系统和泌尿系统的伴随症状。其治疗以抗菌药物治疗为主，多以经验性治疗为主，抗菌药物方案的选择应尽量涵盖所有的可能致病菌。

视频资源

妇科主任医师门诊问答精选60则

44 有盆腔积液就是盆腔炎吗？该如何治疗？

乔女士：医生，我体检时发现有盆腔积液。上网查，说这就是盆腔炎。是吗？

沈博士：盆腔积液是一种影像学表现，并不是疾病的诊断，盆腔积液不完全等同于盆腔炎。

乔女士：那我这个积液是什么导致的呢？

沈博士：一般来说，正常人的盆腹腔内或多或少有一些液体润滑肠道等器官，以减少脏器之间的摩擦，保护脏器表面。这些液体会聚集在人体站立时腹腔的最低点即盆腔内，液体的量一般不会很多，人体会通过腹膜分泌、吸收等方式自动调节。健康的女性在月经期及排卵期由于经血逆流、排卵时卵泡液流出等原因，也会产生一定量的盆腔积液。绝大多数检查发现的盆腔积液一般都是以上原因导致的生理性盆腔积液，并不需要治疗。

乔女士：那在什么情况下，需要来医院检查治疗呢？

沈博士：若盆腔积液量非常多，甚至合并腹腔积液等，要注意是否为病理性的盆腔积液。若同时有腹痛、发热、脓性白带、恶心呕吐、肛门坠胀感等，要警惕妇科相关疾病，如盆腔炎、异位妊娠破裂出血、黄体破裂出血、卵巢肿瘤蒂扭转或破裂、卵巢过度刺激综合征、子宫内膜异位症、妇科恶性肿瘤等。与此同时，因为盆腔和腹腔是相通的，非妇科的疾病也会导致盆腔积液，如结核病、阑尾炎、胃肠道穿孔、脏器或血管破裂出血、肝硬化、消化道肿瘤等，这些可以看成是腹腔积液的附带表现，那么这时就需要到相应的专科就诊。

妇科急腹症篇

小贴士

　　盆腔炎可能伴有盆腔积液，但盆腔积液不等于盆腔炎。生理性的盆腔积液无须特殊治疗，病理性的盆腔积液则应根据病因采取针对性的治疗。同时，盆腔炎的诊断应结合病史、妇科检查、影像学检查和病原体检查等综合分析，应当避免过度医疗，同时也要注意避免漏诊错诊。

视频资源

输卵管积水该如何治疗？

杨女士：医生，我近两年经常小腹痛。妇科 B 超报告上写有"长条形液性暗区"。这是什么病呢？

沈博士：您的 B 超报告我看了，结合您的症状，考虑您可能有输卵管积水。这是一种以输卵管阻塞为特征的盆腔炎性疾病，主要是由于输卵管炎症后伞端粘连闭锁、输卵管内炎性液体排出不畅而形成的。输卵管积水常继发于支原体、衣原体、淋病奈瑟菌等生殖道病原体感染，以及分娩、人工流产、不洁性行为、不当的宫腔操作、盆腔炎、妇科手术或周围器官炎症、子宫内膜异位症等。超声检查常表现为子宫旁的囊性包块，可呈腊肠状、弯曲肠管状或盲袋状。子宫输卵管造影检查可评估输卵管通畅性及输卵管病变，根据输卵管积水程度的不同，成像表现不同。如果您想要明确诊断，那就需要进行腹腔镜探查，直视盆腔情况，必要时还能同时进行微创治疗。

杨女士：那该怎么治疗呢？

沈博士：输卵管积水的治疗目的主要是消除积水，恢复输卵管正常的解剖结构和生理功能，缓解临床症状，手术是治疗输卵管积水的主要方法。对于无临床症状，且没有生育要求的轻度输卵管积水患者，可随访观察。对于急性炎症期的患者，可在采取抗生素治疗的同时针对病原微生物治疗，治疗须全面彻底，防止其进一步进展为慢性炎症。若是有生育需求的患者，治疗就需要结合输卵管积水的程度、卵巢储备功能、是否存在其他不孕症因素等综合考虑：评估后适宜保留输卵管的患者可行输卵管造口术；若想彻底治疗输卵管积水，可行输卵管切除术，对于拟行辅助生殖的患者来说，输卵管切除术在一定程度上还能够提高胚胎移植成功率，是临床广泛应用的预处理方式；输卵管近端阻断术相对简单安全，可作为输卵管切除术的替代方法；其余的治疗方式还有输卵管积液抽吸术、硬化剂栓塞疗法、中医治疗等。

小贴士

　　输卵管是女性盆腔内一对细长而弯曲的肌性管道，输卵管内侧与子宫相通，外端游离呈伞状，由内向外可分为间质部、峡部、壶腹部、伞部四个部分，输卵管壁由内向外由黏膜层、肌层和浆膜层构成。输卵管的功能主要包括拾卵、运输、参与精子获能、提供受精场所、为受精卵提供营养等。输卵管积水是输卵管炎的常见并发症，患者有时有间断性阴道排液的症状。由于炎症的刺激，部分患者诉下腹痛或是腰骶部疼痛。一些没有临床症状的患者可能会伴有不孕，继发异位妊娠、流产等。输卵管积水的妇科检查常表现为在患者下腹部扪及增粗的输卵管（呈条索状或囊性肿物），并伴有压痛。

视频资源

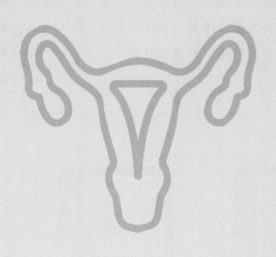

妇产科内镜
检查及手术篇

宫腔镜能看清些什么？

伍女士：医生，今年体检时超声检查发现我有子宫内膜息肉。体检医生建议我做个宫腔镜。我今天想来了解一下。

沈博士：宫腔镜的优势，一是其可通过自然腔道进入宫腔，皮肤无切口，无瘢痕；二是其镜体可进入子宫腔精准定位，放大观察图像，识别宫颈管、宫腔内的占位病变和子宫内膜的形态学异常，并进行组织活检，最大限度地保护子宫内膜，是迄今为止唯一能够在直视下检查子宫内膜生理与病理改变的诊断方法。不过宫腔镜检查不能完全替代治疗，更重要的是根据宫腔镜检查的结果，制订后续的长期随访管理方案。

伍女士：做宫腔镜对我的子宫会有损伤吗？

沈博士：宫腔镜是在直视下进行检查，操作大多仅限于子宫内膜的功能层，对子宫的影响有时甚至小于诊刮或人工流产，宫腔镜术后短期内会因各种原因出现月经紊乱，但一般1~2个周期后可以恢复正常，不必过度担心。

伍女士：做宫腔镜前还要做什么检查吗？

沈博士：宫腔镜检查前需要完善血常规、电解质、阴道分泌物、心电图、传染病检测等检查，排除炎症等手术禁忌证。一般来说，对于月经周期规律的患者，宫腔镜检查的最佳时机是月经干净后3~7天，对于月经周期紊乱的患者，在排除妊娠后即可进行检查。但是若为了解卵巢功能等，那就需要根据不同检查目的选择不同的检查时间。

伍女士：手术做完一般需要休息几天？

沈博士：门诊宫腔镜检查术后无须卧床，但不宜劳累，一般当天就可以回家并正常生活，术后1个月禁房事、禁盆浴、禁重体力活动，必要时可使用抗生素预防感染。若术后1个月内阴道少量出血，不必紧张；

但如果出现腹痛难忍、阴道出血量明显多于月经量的情况，需要及时来医院就诊。

　　宫腔镜是经自然腔道即阴道，对子宫腔及子宫颈管各类病变进行诊断、微创和整复手术的治疗方法，有观察直观、定位准确等优势。其手术目的是在保留子宫、去除病变组织的同时，恢复子宫腔形态与功能。在宫腔镜的辅助下，可行子宫内膜息肉切除术、子宫肌瘤切除术、子宫纵隔矫治术、宫腔粘连分离术、剖宫产术后子宫瘢痕憩室切开术、剖宫产术后子宫瘢痕妊娠切除术、宫腔异物取出术等。宫腔镜手术的常见并发症有：子宫穿孔、出血、灌流介质过量吸收-体液超负荷综合征、气体栓塞、感染等。因此，严密的术中与术后监护是保障手术安全的必要措施。

47 达芬奇机器人手术是怎么回事？

魏女士：医生，我因为阴道出血做了一个诊刮，病理报告提示为子宫内膜癌，需要手术。我想来预约。

沈博士：目前，根据您的病史与辅助检查，考虑您有偏早期的子宫内膜癌，手术方式可以是开腹手术或者微创手术。目前，我们医院在开展及推广达芬奇机器人手术，您可以考虑一下。

魏女士：达芬奇机器人手术是什么？

沈博士：达芬奇机器人手术是目前外科领域划时代的高新技术，现在已是第四代。达芬奇机器人外科手术系统是当今世界上最先进的微创外科技术平台，已在我国妇科手术领域得到推广应用。达芬奇机器人外科手术系统包括操作控制台、手术机械臂系统和影像传输处理系统三部分。手术中，医生坐在无菌区之外的操控台内，机械臂通过手术切口进入人体腹壁；对接完成后，主刀医生脚踩踏板、双手的拇指和中指操控连接传感器，来指挥达芬奇机器人的机械臂完成手术的各项动作。与传统的腹腔镜手术相比，达芬奇机器人视野更清晰，提供放大 10 倍以上的高清视野，实现裸眼 3D，能更好地辨认和保护血管、神经等精细组织；操作更灵活，每个手术机械臂都拥有多个自由度，操作臂关节可进行左右、前后、上下运动，机械手可实现左右、旋转、开合、弯曲等动作，实现 360°无死角旋转，能够进入不便操作的人体狭窄解剖区域；手术更精准，可滤除人手的自然抖动，降低术者手部的生理震动，其活动度和灵活度超过了人类的手腕，具有人手无法比拟的稳定性及精确度。达芬奇机器人突破了人手、人眼和空间的局限，结合高科技和临床手术技术，开启手术数字化与智能化时代。对于患者来说，达芬奇机器人手术的好处就是实现更少的出血、更小的创伤，缩短住院时间，减少围手术期后遗症以及并发症的发生。以您将进行的子宫内膜癌全面分期手术为例，妇科恶性肿瘤的手术范围广，涉及盆腔多个器官及周围组织、血管、淋巴结等，解剖关系复杂，难度大，但达芬奇机器人手术能有效地克服这些困难，更好地暴露视野、游离输尿管、凝切血管筋膜等，从而提高手术的彻底性及精确性。

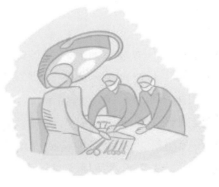

妇科手术

魏女士：听您这么一说，我选择达芬奇机器人手术。

　　随着微创手术技术的发展和智慧医疗时代的到来，机器人手术被广泛应用于妇科恶性肿瘤治疗。其具有精准、创口小、出血少、恢复快等优势。达芬奇机器人是目前全球最成功及应用最广泛的手术机器人，2005 年美国食品药品监督管理局批准达芬奇机器人可用于妇科微创手术。妇科手术常受到盆腹腔空间狭小、器官隐匿等限制，手术难度较大。但是，达芬奇机器人能够克服这些限制，同时克服普通腹腔镜手术的局限，如器械转动受限、手术视野盲区等。其目前已应用于子宫切除术、子宫肌瘤剔除术、盆底手术、广泛子宫切除术、盆腹腔淋巴清扫术等。

视频资源

妇产科内镜检查及手术篇

48　切除子宫后会加速衰老吗？

陆女士：医生，我快绝经了，但是最近检查发现子宫肌瘤一直在增多、增大，月经量也比较多，贫血越来越严重。医生建议我切除子宫。切除子宫后会加速衰老吗？

沈博士：相对于子宫，卵巢作为女性的性腺，分泌雌、孕激素，才是维持女性特征的重要器官，女性的衰老与卵巢分泌性激素的功能更息息相关。切除子宫后会加速衰老是错误的认知，尤其是像您这样的患者，因为子宫的病变切除子宫，手术一般会为您保留卵巢，让您能够在解除症状、术后不会再有过量的月经来潮的同时，卵巢仍保留功能，继续分泌性激素，维持女性特征。

陆女士：那切除子宫后，影响夫妻生活吗？

沈博士：一般子宫全切术后 3 个月左右，阴道残端切口完全愈合，就可以恢复正常性生活。对于像您这样的保留卵巢的子宫全切术，保留的卵巢仍有内分泌功能，可以作用于外阴、阴道、乳房等器官，不会影响夫妻生活，倒是会因为术前伴有的腹痛、月经量增多或异常出血等症状的消失，夫妻生活可能比术前更和谐，生活质量获得明显改善。有些患者反而会因为自身对于手术充满抗拒与恐惧，精神紧张，心理担忧，影响手术效果和术后恢复，让其觉得自己产生了衰老，生活质量下降。

陆女士：有人说，切除子宫后，膀胱和肠子会掉出来，这是真的吗？

沈博士：子宫全切术的步骤之一就是在子宫切除后，将阴道的残端缝合，形成阴道盲端，所以说手术后膀胱和肠子脱出腹盆腔、掉出体外，是完全不可能的，这是无稽之谈。不过子宫切除后有的患者会说自己发生了盆底器官脱垂，出现如漏尿、排便困难、自觉下身肿块脱出等表现。但实际上，盆腔脏器主要依靠盆底肌支持，盆底肌肉损伤或是衰老无力导致盆底功能障碍，才是导致脱垂的主要病因。这样的患者，哪怕保留子宫，也会出现漏尿等症状，和是否切除子宫没有直接关系。

小贴士

对于生育期的女性来说，子宫是一个孕育胎儿、产生月经的器官；而对于处于未绝经期、没有生育需求的女性来说，子宫则只是一个产生月经的器官。虽然子宫切除会导致停经和生育功能丧失，但只要卵巢还在、性激素还在分泌，对于抗衰老就还起着一定作用。同时，卵巢的血液供应不依赖于子宫血管，手术切除子宫不会影响卵巢功能，或仅对卵巢血供产生轻微的影响。若是根据不同的疾病情况，需要同时切除卵巢的女性，术后易出现潮热、盗汗等围绝经期症状。这些症状严重影响生活时可以通过适当补充性激素，有效缓解围绝经期症状，保持健康的生理状态，提高女性的生活质量。

49 无痛人工流产对身体有没有伤害？
人工流产术前需要做什么准备？

庞女士：医生，我发现怀孕了，但是计划外怀孕，我能选择无痛人流（人工流产的简称）吗？同事说无痛人流不伤身。

沈博士：这种说法肯定是错误的，无论哪种方式的人工流产，只要是人工流产，都会对身体造成伤害。药物流产是通过药物杀伤胚胎、促进宫颈扩张和子宫收缩来清除胚胎、终止妊娠；手术流产则是通过负压吸宫术或钳刮术来达到相同目的。所谓的"无痛"只是减轻术中的部分痛苦，对子宫的损伤是不可逆的。且高危人工流产，比如合并瘢痕子宫、哺乳期内、多次人工流产史、生殖道畸形等，手术难度加大，发生术中、术后并发症的风险更高。

庞女士：人流术前需要做什么准备吗？

沈博士：首先，要选择正规医院的计划生育门诊就诊，完善相关检查后选择合适的手术方式。术前1周避免性生活，若有感冒发热、生殖器官炎症、妊娠剧吐等，建议暂缓手术，对症治疗好转后手术。若选择无痛人工流产，术前需要严格禁食禁水，手术当天须有人陪同，自备干净内衣裤及卫生巾等，提前去除美瞳、美甲等装饰，以便麻醉医生术中观察生命体征。

庞女士：医生，我以后还想要孩子，我该怎么做呢？

沈博士：人工流产术后保持个人卫生清洁，禁盆浴及性生活，不从事重体力劳动，加强营养，遵医嘱治疗并复查。若短期内没有备孕计划，那么人工流产后务必落实高效的避孕措施，以免再次因无措施而导致计划外怀孕。举个最简单的例子，如果多次人工流产，子宫内膜受损严重，就有可能导致不孕，即使怀孕了，也有可能因为子宫内膜薄弱无法支持妊娠，而发生流产、早产、胎儿宫内生长受限，甚至前置胎盘、胎盘粘连、胎盘植入等问题，可千万别到了那个时候再后悔莫及。

人工流产是指因意外妊娠、疾病等原因而采取方法终止妊娠。妊娠3个月内称为早期人工流产，分手术流产和药物流产两种方法，手术流产又分为负压吸引术与钳刮术。手术流产的并发症有子宫穿孔，人工流产综合反应，吸宫不全、漏吸、空吸、术中出血、栓塞、宫颈裂伤等。术后还有可能发生一些远期并发症，如宫颈粘连、宫腔粘连、慢性盆腔炎、月经失调、继发不孕等，无痛人工流产还可能发生麻醉意外。人工流产仅仅作为避孕失败的补救措施，不能作为常用的避孕方法。

视频资源

妇产科内镜检查及手术篇

备孕法宝篇

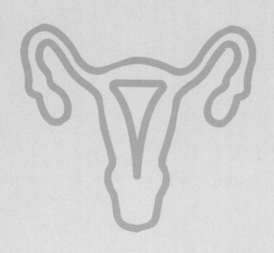

50 单角子宫能生育吗？

姜女士：医生，我结婚三年了，一直备孕失败，上次医院检查说我可能有子宫畸形，但是我平时月经规律，没有查出过什么妇科问题。这是怎么回事？

沈博士：根据您的B超检查单，我考虑您是单角子宫。单角子宫是由于胚胎时期生殖器发育过程异常所致，正常的子宫呈倒置三角形，有左右两个角，连接两侧输卵管。简单来说，如果子宫缺掉一个角，就为单角子宫。单角子宫可以是单纯的单角，即只有同侧的输卵管和卵巢，也可合并残角子宫，即单角子宫对侧的子宫没有发育好，极少情况没有子宫腔，但可以具有双侧的输卵管和卵巢。单角子宫在人群中的发生率不高，患者通常没有什么明显的症状。大部分人都和您一样，是通过子宫输卵管碘油造影、超声和磁共振等检查发现的。例如，超声检查一般表现为子宫偏向盆腔一侧，宫体呈梭形，外形狭长，横径较小，横切面上子宫内膜偏于一侧，三维超声显示子宫形态呈桶状，宫腔形态则呈"香蕉状"偏向单角一侧。宫腔镜联合腹腔镜是诊断子宫畸形的"金标

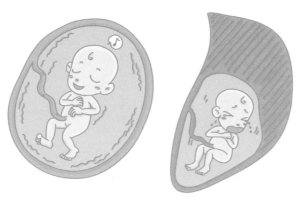

正常子宫（左）与子宫畸形（右）

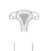

备孕法宝篇

准"。如果检查确诊了单角子宫，我建议您同时进行泌尿系统的相关检查，因为单角子宫患者可能会伴有同侧的肾脏缺如等泌尿系统的畸形。

姜女士：医生，如果我这次检查明确是单角子宫，那我还能怀孕生孩子吗？

沈博士：不要灰心，还是有希望的。有研究表明，一部分单角子宫的女性还是可以孕育胎儿至活产甚至足月的。不过单角子宫虽不明显降低患者的妊娠率，但单角子宫患者的流产率较正常人却是明显升高的，最常见的问题就是反复的晚期流产。根据单角子宫发育不良的程度，流产的孕周也大不相同。所以您可以积极试孕，要注意的是怀孕后应严密观察，因为单角子宫的妊娠过程中易出现早产、胎儿生长受限、胎位异常、胎儿窘迫、低体重儿，以及子宫功能异常和子宫破裂等不良结局。如果有晚期流产史的患者，在本次怀孕到接近前次流产孕周时，应积极在产科医生的监护下实行保胎方案，尽量延迟孕周，适时应用促胎儿肺成熟的药物，尽早和新生儿科医生联系，做好随时抢救早产儿的准备。因此单角子宫的及早筛查与发现是非常有必要的。

子宫是孕育胎儿和产生月经的器官，位于女性盆腔的中央。正常的子宫呈前后略扁的倒置梨形，重 50~70 g，长 7~8 cm，宽 4~5 cm，厚 2~3 cm，容量约 5 mL，可分为子宫体和子宫颈两个部分，生育期妇女子宫体与子宫颈的比例为 2∶1。子宫腔为上宽下窄的三角形，两侧通输卵管，尖端朝下接子宫颈管。单角子宫是女性生殖器发育异常的一类，胚胎发育时，由于仅有一侧副中肾管正常发育，另一侧完全未发育或未形成管道，导致畸形子宫，常伴有未发育侧的卵巢、输卵管和肾脏的缺如。

视频资源

备孕法宝篇

51 输卵管阻塞怎么办？

蒋女士：医生，我因为不孕症去生殖科检查，他们考虑是我的输卵管有问题，建议做输卵管造影检查。我有必要做吗？

沈博士：在不孕症中，输卵管阻塞等原因导致的不孕称为输卵管性不孕，输卵管造影是评价输卵管通畅性的经典检查方法，子宫输卵管造影术还可以间接评估输卵管的蠕动功能、拾卵功能和盆腔环境等。检查时间选择在女性月经干净后1周内，检查方式是将对比剂推注入女性子宫腔及输卵管，造影采集宫腔和输卵管充盈的影像，观察子宫腔形态、输卵管走行情况、管腔是否存在狭窄或扩张以及输卵管黏膜皱襞的情况等。我认为您还是有必要检查一下的。

蒋女士：医生，我的检查做好了，报告写着"左侧输卵管通而不畅，右侧输卵管阻塞"。怎么会这样呢？

沈博士：输卵管阻塞的原因有很多，可能是单因素影响，也有可能是多病因的联合影响。临床上常见的导致输卵管阻塞的原因有：（1）炎症，女性妇科炎症会上行感染至盆腔，不当的人工流产操作、既往的盆腹腔手术，如阑尾炎手术等，也会导致盆腔的炎症感染，影响输卵管的功能，甚至破坏输卵管的形态，造成输卵管的管壁粘连，进一步诱发输卵管阻塞；（2）子宫内膜异位症，指子宫内膜组织出现在子宫体以外的部位，盆腔异位病灶使得输卵管长期处于慢性炎症的环境中，导致输卵管扭曲粘连，有时异位的子宫内膜可能会直接侵犯输卵管，造成其阻塞；（3）输卵管先天发育异常或功能异常；（4）妇科肿瘤的发生压迫输卵管，或是输卵管结核疾病引起输卵管阻塞。

蒋女士：医生，我还想生孩子，针对我这样的情况，有什么治疗办法吗？

沈博士：如果您其他的检查都是正常的，您的丈夫也身体健康、检查正常，您可以尝试手术治疗，腹腔镜下尽可能地纠正及改善盆腔生理结构，如输卵管通液术、介入术、造口术。术后可尝试自然妊娠，不过术后有疾病复发以及异位妊娠的风险。若是术中发现输卵管积水等情况极为严重，或是输卵管完全阻塞无法修复，可以先行近端输卵管结扎/离断术或是输卵管切除术，术后再行试管婴儿治疗。

小贴士 Tips

　　输卵管是女性盆腔内一对细长而弯曲的肌性管道，位于子宫底两侧、阔韧带上缘内，内侧与子宫角相通，外端游离呈伞状，全长 8~14 cm，由内往外分为间质部、峡部、壶腹部和伞端四个部分。输卵管是卵子和精子的结合场所以及运送受精卵的通道：卵子与精子在输卵管壶腹部相遇结合形成受精卵，向子宫方向移行，在子宫腔内着床发育，若是输卵管发生阻塞，将会阻碍精子和卵子的结合，从而导致异位妊娠或是不孕。预防输卵管阻塞，需要在日常生活中注意个人卫生，经期及时更换卫生巾、及时治疗妇科炎症等；注意性卫生，避免经期同房，没有生育计划时做好避孕；选择正规医院进行人工流产、宫腔镜等手术，术前术后谨遵医嘱；合理饮食，积极锻炼，增强体质。

什么是子宫瘢痕妊娠？如何治疗与预防？

康女士：医生，我在家用试纸自测发现怀孕了，但是一直有少量的阴道出血和腹痛。B超提示是子宫瘢痕妊娠。什么是子宫瘢痕妊娠？

沈博士：瘢痕妊娠，是一种发生在子宫内的异位妊娠，指胚胎在子宫切口瘢痕处，还是挺危险的。我建议您再做一个磁共振检查明确一下，因为磁共振检查能够更加客观地显示子宫蜕膜、瘢痕憩室以及膀胱等结构之间的相对位置关系，可以用于瘢痕妊娠的精确分型及风险评估，同时对于超声诊断困难或误诊后治疗失败患者的再次评估具有重要意义。

康女士：医生，如果我做了检查明确是瘢痕妊娠，可以选择保守治疗吗？

沈博士：瘢痕妊娠的治疗原则主要是及时终止妊娠、防治并发症、避免大出血和保留生育功能。有研究表明，保守治疗通常用于无胎心搏动的瘢痕妊娠患者，或者是渴望生育、拒绝终止妊娠的有胎心搏动的瘢痕妊娠患者。一般来说，选择期待治疗的瘢痕妊娠患者并不多，特别是有胎心的瘢痕妊娠，母体并发症的发生率较高，包括严重出血、子宫早期破裂、子宫切除和严重胎盘植入等。瘢痕妊娠的主要治疗方式有：杀胚治疗，通过药物或物理方法杀灭有活性的胚胎和滋养细胞等，使其失去活性或死亡后逐渐消散吸收或流产排出；手术治疗，包括清宫术、子宫切除术等。治疗过程中，需要重点防治的是大出血，处理措施包括介入手术、子宫血流阻断和球囊压迫止血等。

康女士：医生，我还有"二胎"计划。我想知道这次治疗后，怎么预防子宫瘢痕妊娠的再次发生呢？

沈博士：避免子宫瘢痕妊娠，对于像您这样还有生育要求的患者，建议剖宫产术后再次妊娠的时间间隔不短于两年。下次妊娠前需要评估子宫瘢痕的愈合情况，若是子宫前壁下段肌层厚度小于3 mm，推荐行憩室修补术后再选择妊娠。若为瘢痕子宫再次怀孕的高危孕妇，早孕期行影像学检查评估妊娠囊位置，定期进行超声检查，确认胚胎的附着部位，尽早明确是否为子宫瘢痕妊娠。确诊后积极治疗，加强妊娠期管理，终止妊娠，减少产科并发症的发生。若您后期没有再次生育的要求，可以在计划生育科接受具体可行的避孕指导，做好避孕措施，防止意外妊娠。对于我们临床医生来说，减少子宫瘢痕妊娠需要做的是降低剖宫产率，严格把握手术指征，减少无指征剖宫产。

小贴士 Tips

> 剖宫产术后或子宫肌瘤剥除术等其他子宫手术后的子宫，称为瘢痕子宫。妊娠时受精卵着床于子宫切口瘢痕处，也属异位妊娠的一种，又叫瘢痕妊娠。瘢痕妊娠发生的危险因素有高龄、妊娠次数多、剖宫产术后、人工流产史、择期剖宫产、剖宫产切口单层缝合、胎盘粘连等。随着"三孩政策"的实施，剖宫产瘢痕子宫妇女再次妊娠者数量有所增加，子宫瘢痕妊娠的临床发病率呈上升趋势。瘢痕子宫者再次妊娠时，对于母体来说，异位妊娠、子宫破裂、产后出血、子宫切除等并发症显著增加；对于胎儿来说，前置胎盘、胎盘植入、流产、早产、围产儿预后不良等并发症显著增加。这些都严重威胁母儿生命安全。

视频资源

宫腔粘连怎么办？

孙女士：医生，我两个月前做了一次人工流产，之后月经量就开始明显减少，有时还有腹痛。我想来查查。

沈博士：您这个症状有些像宫腔粘连，我建议您做一个超声检查。经阴道的三维超声检查可以测量子宫内膜厚度及内膜下血流，显示子宫腔整体形态及子宫内膜连续性，具有一定的敏感度，方便、无创又快捷。如果超声检查无法判定，那可以进一步做宫腔镜检查，在直视下观察子宫腔，全面评估子宫腔的形态、子宫内膜的分布以及子宫内膜粘连的性质、部位、程度和范围等。

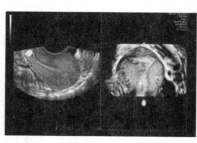
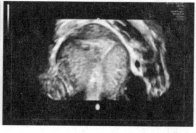

图像所见：

　　经阴道三维彩超下：子宫大小41×38×41，内膜全层厚4.7，子宫后位，形态尚规则，轮廓光整，大小正常，肌层内部回声尚均匀，内膜线居中，局部中断，宫腔内未见节育环。

　　三维立体成像：宫腔形态尚正常，局部充盈缺损。

　　双侧附件区未见明显异常回声，盆腔内未探及异常彩色信号。

　　盆腔扫查于子宫直肠窝见游离液性暗区9。

超声提示：

宫腔局部充盈缺损，考虑宫腔粘连可能，建议随访。

双侧附件未见明显异常。

盆腔少量积液。

宫腔粘连超声诊断报告

孙女士：怎么会发生宫腔粘连呢？

沈博士：生理状态下，女性的子宫内膜具有修复能力，育龄期的子宫内膜至少经历百次的分化生长与脱落再生，如此循环往复。但是各类子宫腔操作、物理化学损伤等会破坏子宫内膜，导致子宫内膜基底层受损，细胞再生修复障碍、血管形成受阻、各类炎性细胞聚集，会导致损伤局部的炎性反应，使纤维化结缔组织形成，致使宫腔失去正常形态与功能。考虑到您有过人工流产史，可能是终止妊娠相关的吸宫或刮宫术导致的子宫内膜损伤，造成宫腔粘连。

孙女士：医生，那该怎么办？

沈博士：在宫腔粘连的患者中，无症状及无生育需求者无须特殊处理；但当宫腔粘连影响生育能力或引起症状时应考虑治疗。治疗的目的是分离粘连，恢复宫腔解剖学形态及宫腔容积，保护残存子宫内膜；治疗不孕、疼痛等临床症状；以及预防再粘连形成，促进子宫内膜再生修复，恢复生育能力。一般首选手术治疗，可采用宫腔镜下冷刀等器械分离宫腔粘连，恢复正常宫腔形态和大小，进一步恢复内膜功能。术后通过放置宫内节育器、球囊扩张宫腔、扩宫棒定期扩宫等配合手术治疗，刺激子宫内膜修复和再生，预防再次出现宫腔粘连。患者术后能否获得生育功能，与其粘连严重程度有关，严重者受孕不佳，建议在复发前完成生育。当然，预防宫腔粘连，最重要的还是从生活中做起，注意妇科卫生，加强避孕，减少人工流产。

　　子宫内膜损伤是指各种原因引起的子宫内膜基底层损伤和子宫内膜纤维化形成，导致子宫腔形态学破坏，对患者的生理与生育功能产生严重影响，临床上最常见的疾病为宫腔粘连。引起子宫内膜损伤的常见原因有各类子宫腔操作，如多次清宫、宫腔镜下子宫肌瘤切除术、子宫纵隔切除术、子宫内膜息肉切除术等；此外，稽留流产、子宫内膜结核、宫腔感染、子宫先天发育畸形、子宫动脉栓塞术等也会对子宫内膜基底层造成损伤。多数患者以月经量减少、闭经、不孕等为主要表现，若是宫颈管子宫内膜损伤所致粘连，可能导致经血排出不畅，引起周期性腹痛或盆腔痛。宫腔粘连导致的产科相关并发症有异位妊娠、早产、胎盘植入性疾病等。

54 备孕检查应做些什么？

王女士：医生您好，我前段时间办了婚礼，现在准备怀孕生孩子。朋友说现在提倡科学备孕，建议我来医院做一个备孕检查。备孕检查该做些什么呢？

沈博士：备孕检查是针对夫妻双方的检查，一般在孕前 3~6 个月检查。其中，女性检查包括：（1）一般检查，包括身高、体重、心率、血压的测量，可了解基本身体素质状况；血尿常规、肝肾功能、甲状腺功能、传染病、性传播疾病等检查，可初步了解有无感染、血液病、器质性疾病等。（2）女性生殖系统检查，包括白带常规、妇科 B 超、性激素检查、宫颈筛查等，了解女性生殖器官是否有功能障碍或异常病变。（3）优生检查（TORCH 检查），排查是否有弓形虫、风疹病毒、巨细胞病毒等病原体感染，必要时完善染色体检查。（4）其他检查，如血型检查预测是否会发生母儿血型不合，口腔检查预防孕期隐患等。男性检查包括：常规的一般检查，与女性检查类似；男性的专科检查，如精液分析检查精子、精浆的物理性状、生化性质、有无感染等，泌尿系统检查了解是否存在泌尿生殖器官异常等。

王女士：做了这些备孕检查，就可以自然怀孕了吗？

沈博士：一般来说是这样的，但若是已婚夫妻在未采取避孕措施的情况下，有规律性生活至少 12 个月不能妊娠，就要考虑是否为女性不孕症或是男性不育症。

王女士：不孕不育症要做什么检查呢？

沈博士：女性因素不孕症常见的病因有排卵障碍、盆腔因素等，男性因素不育症主要是男性性功能障碍、精液异常等所致，不孕不育症的各种病因可能同时存在。这时候就要深入进行更详细的检查：男性应完善激素检测、遗传学筛查，甚至睾丸活检等；女性行 B 超监测卵泡发育，子宫输卵管造影检查诊断有无输卵管阻塞，宫腔镜检查判断有无子宫内膜病变等，腹腔镜检查盆腔有无粘连或子宫内膜异位病灶等。夫妻双方进行免疫检查，明确是否存在抗体，包括男性精子凝集抗体或制动抗体，女性抗精子抗体、抗心磷脂抗体、抗子宫内膜抗体等。

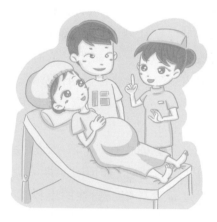

孕前检查

小贴士 Tips

　　孕前检查，对于孕前有不良环境生活史或是不良生活习惯，例如生活或工作中长期接触化学试剂、毒物、物理放射，有吸烟饮酒史等的人群十分必要；对于伴有如阴道炎、牙龈炎、贫血、营养不良、甲肝等危险因素的人群，检查发现后可通过有效的临床治疗加以处理；对于一些有合并症，如高血压、糖尿病等慢性疾病，乙肝等传染性疾病的人群来说，孕前规范检查、孕期密切监测可达到医学治疗的目的，早发现、早干预，可降低母儿风险，促进优生优育。对于曾生育过遗传病患儿、有过各类不良妊娠史、患有某些遗传病或先天性畸形、有遗传病家族史等的人群，还应进一步行风险评估及遗传咨询，甚至产前诊断，以采取必要的防范措施，降低出生缺陷的发生率，将健康备孕贯彻到底。

宋女士：医生，我现在怀孕足月快要临盆了。听说医院现在有无痛分娩技术，我很想选择无痛分娩，可我担心无痛分娩会影响宝宝的健康。

沈博士：您大可放心，在无痛分娩的过程中，麻醉药的用药剂量通常只有剖宫产手术的十分之一到五分之一，浓度维持在较低的水平，可控性好，不会影响您的运动功能，也不会影响您的生产过程。并且镇痛的药物作用在局部，通过胎盘吸收到达胎儿或进入母亲血液随乳汁分泌的药物剂量极少，对胎儿几乎没有影响，对哺乳也没有影响，更别提"影响孩子智商""无痛分娩的孩子以后会发生学习障碍"这些无稽之谈了。总而言之，目前的临床研究没有发现无痛分娩与胎儿或新生儿不良结局有明显联系，也不会影响母亲哺乳。

宋女士：那无痛分娩的产妇会有后遗症吗？

沈博士：很多产妇都担心，使用无痛分娩会导致腰痛，这也是大家的一个理解误区。实际上无痛分娩本身并不会造成产后腰痛。产后腰痛可分为急性疼痛和慢性疼痛。急性疼痛可能会发生在无痛分娩时的穿刺部位，一般是无痛导管穿刺或拔除时穿刺点局部组织损伤造成的钝痛，可随组织修复好转，只持续数天。大家所指的产后腰痛主要还是慢性疼痛。产后不同程度的腰痛原因有以下几点：怀孕时机体为了让胎儿娩出，内分泌激素水平变化引起韧带松弛；孕期不自觉地长期保持腰部前挺的姿势，腰椎受力异常，腰部负担增大，脊柱和腰肌长时间承受重压而导致不同程度的劳损；分娩过程中骨盆和韧带扩张牵拉；产后过度劳累、生理性缺钙、长期卧床或是哺乳时姿势不正确等。这一类的产后腰痛可以在改变生活习惯、纠正不良姿势的同时，通过手法康复、物理刺激、运动锻炼等提升核心肌群力量，缓解症状。

无痛分娩包括非药物性镇痛和药物性镇痛。非药物性镇痛包括拉玛泽分娩法、导乐分娩、自由体位分娩、音乐疗法、水中分娩等；药物性镇痛包括口服、静注、肌注镇痛药物法，如椎管内分娩镇痛等。目前椎管内分娩镇痛是最安全、最有效、应用最广泛的分娩镇痛方式，基本满足理想的分娩镇痛要求。其操作流程是在孕妇临产、宫口开到 2~3 cm 时，通过腰椎穿刺向椎管内注入局部麻醉药和镇痛药，并留置导管持续释放药物、麻醉脊神经根，达到分娩镇痛的效果。产妇可根据自身痛感，通过调节控制镇痛泵的给药速度来抑制疼痛。无痛分娩技术可以有效缓解产妇的疼痛，减少分娩恐惧，优化产妇身心状态，促进顺利分娩。不过需要注意的是，对于一些有产科阴道分娩禁忌证，或是伴有腰椎损伤、脊柱畸形、局部感染、凝血功能障碍等穿刺禁忌证的产妇，是无法使用无痛分娩的。

视频资源

备孕法宝篇

女性保健篇

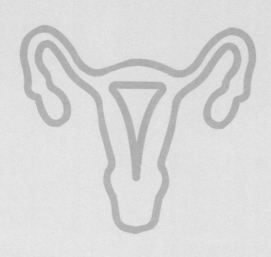

56 快绝经了，月经紊乱需要就诊吗？

曹女士：医生，我今年 50 岁了，本来月经量越来越少，我都以为要绝经了，可这两个月滴滴答答总有阴道出血。今年参与社区组织的两癌筛查结果都是正常的，而 B 超显示"子宫内膜增厚，回声异常"。社区医生说不可轻视，有癌变可能，让我做进一步的检查。真有这么可怕吗？

沈博士：根据您的妇科检查，双合诊和三合诊都没有什么异常。而按您的 B 超结果，考虑阴道出血和您的子宫内膜异常有关。虽然您目前处于围绝经期，月经会逐渐失去规律性，但是绝不能掉以轻心。子宫内膜恶性肿瘤的早期表现，就常为这样的阴道不规则出血和月经紊乱。

您可以做个诊断性刮宫，也就是使用器械搔刮子宫内壁，收集宫腔内容物，在控制异常出血的同时，将诊刮下的活检组织送病理检查，明确增厚的内膜性质。当然，您也可以选择宫腔镜检查，费用一般较诊断性刮宫高，但诊断准确率较高，能够在可视的情况下了解宫腔内病灶的部位、大小、性状等，定位后取组织活检。

曹女士：好的，那我这就去预约宫腔镜检查。幸亏我这次想着一定要来医院，不然可能因为拖延出大事呢！

沈博士：您的健康意识值得表扬，身体出现了异常就要找专业医生看。您可能不知道，有医学共识将年龄不低于 40 岁、肥胖，有高血压、糖尿病、肿瘤家族病史等高危因素的患者，列为子宫内膜癌的筛查对象。绝经后患者若是阴道超声提示子宫内膜厚度大于 4 mm，推荐进行医学干预。所以有症状就应当尽快就诊，这样才可以及时发现子宫内膜的病变。

小贴士

月经指伴随卵巢周期性变化而出现的子宫内膜周期性脱落及出血。月经周期通常是指两次月经中第 1 天的间隔时间，一般为 21~35 天，平均为 28 天。经期是每次月经的持续时间，一般为 2~8 天，平均 4~6 天。经量是指一次月经的总失血量，正常为 20~60 mL。月经紊乱常表现为月经周期、经期、经量等的变化，可由内分泌失调、黏膜下子宫肌瘤、子宫内膜息肉、精神因素等导致。月经紊乱同时也是绝经过渡期的常见症状，由卵巢功能状态的波动性变化导致。不可忽视的是，子宫内膜癌的主要症状为阴道不规则出血，与月经紊乱类似，因此出现"月经紊乱"不可大意，应及时就医。

视频资源

"更年期"焦虑、失眠，怎么办？

古女士：医生，我今年 50 岁，月经有大半年没有来了，最近总是不自主地焦虑、失眠，怎么办呢？

沈博士：您所描述的情况与"更年期"的症状非常相似。我们一般将"更年期"称为围绝经期，围绝经期最早出现的症状就是月经失调，随着卵巢功能的衰退，起初可表现为月经周期缩短，后期可能表现为月经周期延长，可长达 60 天或更久，直至闭经。随之而来的就是一些血管舒缩障碍症状及精神神经症状，如潮热、多汗、心悸、烦躁、易怒、失眠、抑郁、耳鸣等。在绝经后期，卵巢功能完全衰竭，还会出现泌尿生殖系统症状以及骨、关节和肌肉症状，如尿路感染、阴道干涩灼热、外阴瘙痒、性交疼痛、骨质疏松、关节疼痛、骨折、心血管疾病等。围绝经期妇女若是来院就诊，妇科检查常可见外阴、阴道萎缩，阴道分泌物减少，阴道皱襞消失，双合诊可有宫颈、子宫的缩小，同时超声检查也会提示子宫或双侧卵巢缩小。如果不放心，还可以做个女性激素检查了解卵巢功能情况：若是连续 2 个月经周期的卵泡刺激素高于 10 U/L 或抗米勒管激素低于 1.1 μg/L，一般提示卵巢储备功能下降；若是卵泡刺激素高于 40 U/L 且雌二醇低于 73.4 pmol/L（20 pg/mL），则考虑卵巢功能衰竭。

古女士：但是我觉得绝经就是人衰老的一个正常过程。是不是不要干预，顺其自然就可以？

沈博士：这也不一定，每个人绝经综合征症状出现的严重程度不同，有时与绝经年龄、绝经时间有关，我们不需要把激素治疗当作"洪水猛兽"，在医生的指导下，一般还是比较安全的。目前，绝经激素治疗被认为是管理围绝经期症状常规有效的干预措施。对于有绝经激素治疗适应证的绝经综合征患者，在排除禁忌证后，推荐尽早开始个体化方案治疗，不仅可以缓解相关症状，还对骨密度和心血管有保护作用。治疗可维持至 52 岁（绝经中位年龄）。一些因卵巢早衰疾病或手术、放射治疗、化学药物治疗等导致医源性绝经的患者，若是出现绝经综合征的症状，也可以进行绝经激素治疗。治疗期间应至少每年进行评估并调整治疗方案。对于一些 60 岁以上或是绝经 10 年以上的女性，暂时不考虑予激素治疗。至于您现在的焦虑、失眠等症状，可看神经内科，接受专业的药物或心理治疗。您所能做的，就是调整生活方式、均衡饮食、运动锻炼、控制体重，保持积极向上的良好情绪。

小贴士

围绝经期是指从卵巢功能开始衰退至绝经后 1 年内的时期，可始于 40 岁，中国女性的平均绝经年龄约为 50 岁，大部分在 44~55 岁之间。绝经综合征是由于绝经前后卵巢功能衰退引起性激素波动或减少，引起的血管舒缩障碍和神经精神症状。

58 绝经后"枯木逢春"，医生要求做很多妇科检查，有必要吗？

连女士：医生，我绝经三四年了，上个月又来了一次月经。我这是"老来俏"，要变年轻了吗？

沈博士：您可千万不能大意，您这是绝经后出血，一般是指绝经期的妇女月经停止一年及以上者再次出现阴道流血，常常与内分泌紊乱、生殖道炎症、子宫和卵巢出现良性或恶性肿瘤有关。我建议您今天完善妇科检查、阴道分泌物检查、宫颈癌筛查、妇科超声等基本的检查。目前您没有在吃抗凝或者激素类药物吧？

连女士：我平时身体挺好，不吃什么药。医生，我有必要做这么多检查吗？

沈博士：当然了，每一项检查都是具有意义的，目的是排查出血病因。我们需要通过妇科检查来观察您的外阴、阴道是否有异常病变，同时取分泌物送检评估是否有炎症。宫颈癌筛查是每位已婚妇女不可缺少的体检项目之一，初步筛查宫颈是否有病变，排除子宫内膜癌。子宫内膜癌多发于老年女性，尤其是像您这样绝经后"枯木逢春"的女性。妇科超声，特别是经阴道超声，可结合妇科检查的体征来查看子宫及其附件有无异常。您或许不知道，有些老年女性做完超声才发现节育器还在身体里，这也会造成一系列并发症，引起阴道出血。以上的某一项检查若是结果异常，都可能是绝经后还出现阴道出血的原因。除了以上病因外，必要时我们还需要排除泌尿系肿瘤及胃肠道肿瘤导致的出血，因为有些女性患者可能会将尿血、便血与阴道出血混淆。

连女士：我本来还以为是我的"第二春"来了。听您这么一说，我现在有些后怕，幸亏我想着来医院查查。谢谢您医生，我这就去做检查。

女性保健篇

小贴士 Tips

子宫内膜癌是女性生殖道三大恶性肿瘤之一，近年来发病率呈上升趋势。绝经后，由于卵巢功能衰退，雌激素分泌显著降低，子宫内膜失去性激素的作用，呈现出萎缩的状态。若是绝经后出现异常的阴道出血、阴道排液、下腹痛，要警惕子宫内膜病变。临床上认为，若绝经后阴道超声检查发现子宫内膜厚度超过4 mm，应及时就医以排除内膜病变。以下人群尤其需要注意预防子宫内膜增厚：肥胖、糖尿病、高血压人群，多囊卵巢综合征患者，绝经晚和终身未育的女性，需要服用他莫昔芬等抗肿瘤药物的乳腺癌患者等。

视频资源

什么样的白带是不正常的呢？

顾女士：医生，我最近内裤总是黏稠潮湿，去泌尿科看过，医生说这不是漏尿，让我来妇科看看。

沈博士：好的，那我给您做个妇科检查，取白带检查一下。您最近有下身瘙痒的情况吗？内裤上是清亮的水样痕迹，还是有黄色或是红色等的颜色？有异味吗？还有没有什么其他特殊的性状？以前有过什么妇科病吗？

顾女士：这些情况我都没有，只是月经前偶尔会感觉下身有一股不知名的液体流出。

沈博士：结合您的白带检查结果，没有明显的异常，我考虑您的情况就是正常的白带分泌。白带分泌会随体内雌、孕激素的变化而变化：正常女性在一次月经后，随着卵泡的成熟，体内雌激素水平升高，使白带分泌逐渐增多，常呈稀薄透明、易拉丝的状态；排卵发生后，体内孕激素水平升高，白带受其影响变成白色、浓稠的状态。当然，如果您还有别的不适，比如下腹痛、阴道异常出血等，建议还要进一步排除输卵管、宫颈、子宫等疾病。

顾女士：明白了，医生。我回去再观察观察。那什么样的白带是不正常的呢？

沈博士：由于白带是日常可观察到的身体症状表现之一，可以自查。常见的白带异常一般有以下几种：慢性宫颈炎，白带量可能会增多，性状类似于蛋清或略有浑浊；霉菌性阴道炎，白带性状如豆腐渣样或凝乳状，伴有阴道瘙痒；滴虫性阴道炎，白带可呈灰色或黄色泡沫样，常伴有外阴及阴道瘙痒；急性宫颈炎、子宫内膜炎或是宫腔积脓，白带为黄色或黄绿色的脓性白带；宫颈肿瘤、输卵管肿瘤、黏膜下肌瘤或其他生殖道恶性肿瘤，白带颜色较清澈，量增多，排除阴道分泌物为尿液来源

153

后，要警惕可能为肿瘤，应尽早至医院检查。最后就是血性白带，即白带中可见血丝，甚至白带呈粉色或红色，血性白带在排除妊娠后，要考虑是否与月经失调、宫颈息肉、黏膜下肌瘤、宫颈病变等有关，也应当及时至医院就诊，完善相关检查。

小贴士

白带是由阴道黏膜渗出液、宫颈管及子宫内膜腺体分泌液等混合而成。正常白带一般呈白色稀糊状或蛋清样，黏稠，量少，无腥臭味。白带的形成受体内性激素水平高低的影响，随月经周期出现量及性状的变化。病理性白带常指白带量显著增多且有性状改变，包括不同病因导致的泡沫样白带、豆腐渣样白带、鱼腥味白带、脓性白带、血性白带及水样白带等。预防异常白带，我们应当定期进行体检，坚持锻炼以提高抵抗力，保持健康饮食和积极心态，注意个人卫生。

更年期绝经综合征需要治疗吗？

梅女士：医生，我今年 50 岁。这两年月经越来越少，但是我的火气越来越大，还常常觉得疲惫乏力，睡不着觉。我是不是更年期了？需要治疗吗？

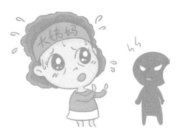

更年期

沈博士：您的情况就是比较典型的绝经综合征，是由于卵巢功能衰竭、雌激素缺乏导致的一系列症状。如果这些症状严重困扰了您的生活，您自己也有意愿治疗改善，那么可以在开展全面健康管理的前提下，进行绝经激素治疗。绝经激素治疗常用的口服药物有：雌激素如戊酸雌二醇、结合雌激素等，孕激素如黄体酮、地屈孕酮等，雌孕激素复方制剂以及替勃龙。常用的非口服药物有经皮雌激素如含雌激素的凝胶、皮贴等，经阴道雌激素如乳膏制剂、阴道栓剂等，最近新起流行的还有左炔诺孕酮宫内缓释节育系统，即"曼月乐"环。绝经激素治疗的方案有单孕激素方案、单雌激素方案、雌孕激素序贯方案、局部雌激素方案等。

绝经激素治疗是根据绝经相关症状、个人需求、治疗益弊风险权衡后进行个体化定制，治疗后每年都应当随访、评估、调整。对于有以下症状的患者，可考虑进行绝经激素治疗：（1）有绝经相关症状，如月经紊乱、潮热出汗、睡眠障碍、情绪变化及全身肌肉关节痛等；（2）有绝经生殖泌尿综合征相关症状，如生殖道干燥、烧灼、刺激和泌尿系的尿急、尿频、感染等；（3）存在骨质疏松症高危因素、低骨量及有骨折风险，长期雌激素的缺乏可增加代谢性疾病的风险，包括钙代谢；（4）出现过早的低雌激素状态，比如原发性卵巢功能不全、下丘脑垂体性闭经、手术绝经等，糖、脂代谢异常及心脑血管疾病等发生的风险更大。相反的，对于已知或可疑妊娠、原因不明的阴道流血、已知或可疑患有乳腺癌、已知或可疑患性激素依赖性恶性肿瘤、近6个月内患有活动性静脉或动脉血栓栓塞性疾病、严重肝肾功能不全的患者，禁忌使用绝经激素治疗。一些有子宫肌瘤病史、子宫内膜增生病史、子宫腺肌病、子宫内膜异位症、血栓形成倾向、卟啉症、耳硬化症、免疫系统疾病的患者，考虑使用绝经激素治疗时应当慎重。

小贴士 Tips

> 绝经是指月经的永久性停止，40岁以上女性排除妊娠及其他可能导致闭经的疾病后，停经12个月即可诊断为绝经。中国女性开始进入围绝经期的平均年龄为46岁，绝经平均年龄为48~52岁，约90%的女性在45~55岁之间绝经，绝经年龄受多种因素的影响。40岁之前出现卵巢功能衰退称为早发性卵巢功能不全。绝经的本质是卵巢功能衰竭，常见的绝经相关症状有乏力虚弱、易激惹、睡眠障碍、肌肉骨骼关节疼痛和潮热出汗等，约80%的女性经历过至少1种绝经相关症状的困扰，绝经健康管理问题亟待解决。

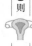